LES

PRODUITS CHIMIQUES ET PHARMACEUTIQUES

DES COLONIES FRANÇAISES

A L'EXPOSITION D'ANVERS

Par C. DELAVAUD

PHARMACIEN INSPECTEUR DE LA MARINE

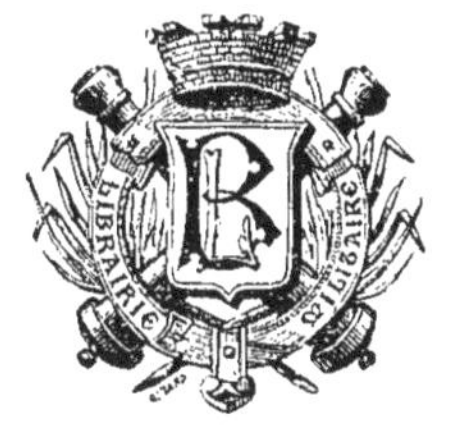

PARIS

LIBRAIRIE MILITAIRE DE L. BAUDOIN

IMPRIMEUR-ÉDITEUR

30, Rue et Passage Dauphine, 30

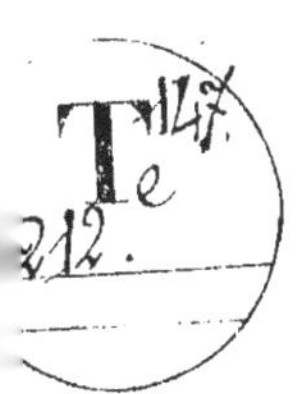

LES

PRODUITS CHIMIQUES ET PHARMACEUTIQUES

DES COLONIES FRANÇAISES

A L'EXPOSITION D'ANVERS

Par C. DELAVAUD

PHARMACIEN INSPECTEUR DE LA MARINE

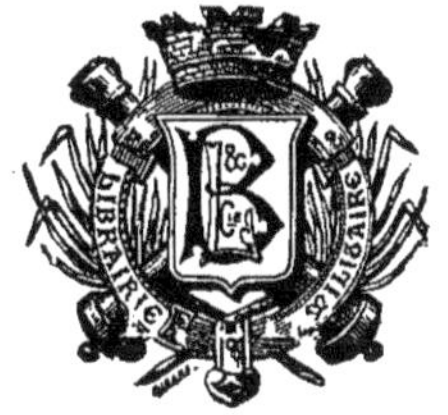

PARIS
LIBRAIRIE MILITAIRE DE L. BAUDOIN ET Ce
IMPRIMEURS-ÉDITEURS
30, Rue et Passage Dauphine, 30

1886

LES

PRODUITS CHIMIQUES ET PHARMACEUTIQUES

DES COLONIES FRANÇAISES

A L'EXPOSITION D'ANVERS

RAPPORT AU MINISTRE DE LA MARINE

Monsieur le Ministre,

Je viens vous rendre compte de la mission que vous m'avez fait l'honneur de me confier en qualité de juré à l'Exposition universelle d'Anvers. J'ai à présenter, sur les produits chimiques et pharmaceutiques de nos colonies, des considérations relatives, principalement à leur valeur ou à leurs défectuosités, à leur importance industrielle et commerciale.

Le retard apporté à ce rapport est dû, en grande partie, au temps qui m'a été nécessaire pour me procurer des renseignements de la part des exposants coloniaux. Ces données, même, sont malheureusement incomplètes; et il a fallu recourir, moins directement, à diverses personnes bien informées, entre autres à M. le Dr Harmand et à plusieurs pharmaciens de la marine que nous aurons l'occasion de citer. Puis, des documents existent, où l'on peut s'éclairer sur les objets dont nous avons à parler : exposition coloniale permanente, ouvrages divers, mémoires, et, en dernier lieu, *Notices coloniales publiées par le département de la marine.*

Des matières premières. — Les colonies françaises, situées presque toutes sous les tropiques[1], tirent surtout leur utilité de la production des substances naturelles. C'est en Europe généralement, pour celles de ces substances qui constituent des matières premières, qu'on les utilise par le travail manufacturier. On fabrique cependant exclusivement dans nos colonies le sucre de canne et le rhum, et il serait avantageux d'y extraire sur les lieux mêmes un grand nombre de produits, l'huile d'arachides, par exemple. L'élévation du prix des transports et du fret peuvent aussi parfois amener à créer des usines coloniales, comme on l'a fait en Bolivie pour les quinquinas, d'où l'on a tenté d'extraire industriellement sur place la quinine.

Les matières premières naturelles de produits chimiques et pharmaceutiques sont, non seulement plus abondantes et plus variées, mais encore plus localisées, dans les régions tropicales que dans les zones tempérées et froides. Cela est vrai pour le règne végétal, et s'explique par le plus grand écart, à l'équateur, des températures utiles, depuis les plus élevées, au niveau de la mer, jusqu'aux plus basses, au sommet des hautes montagnes, altitude et latitude se faisant compensation, en sorte qu'une espèce hyperboréenne peut se rencontrer aux tropiques, tandis qu'une plante équatoriale ne saurait exister dans les pays froids. Mais cette localisation ne saurait se généraliser pour le règne animal, et elle ne se réalise pas pour le règne minéral, bien que certains auteurs aient osé avancer que l'or et les métaux natifs très denses semblaient avoir été portés, par la force centrifuge, vers le renflement équatorial.

En passant en revue les produits ou les groupes de produits fabriqués, artificiels ou industriels, d'ordre chimique et pharmaceutique, nous indiquerons, pour chacun d'eux, en premier lieu, l'origine naturelle, c'est-à-dire les matières premières, dont l'importance est si prédominante dans les pays intertropicaux. Viendront ensuite les

[1] Latitudes moyennes des possessions françaises :
De 0° à 10° : Gabon, Guyane, Marquises, Cochinchine.
De 11° à 21° : Cambodge, Inde, Sénégambie, Annam, Guadeloupe, Tahiti, la Réunion, Nouvelle-Calédonie, Tonkin.
46° : Saint-Pierre et Miquelon.
48° S : Iles Kerguelen.

lieux de production et de fabrication, le point de vue géographique se trouvant ainsi subordonné : il peut y avoir un intérêt nouveau à établir de la sorte une comparaison des mêmes produits dans les diverses parties de notre domaine colonial; il est instructif aussi, parfois, de considérer les résultats obtenus dans les colonies étrangères.

PREMIÈRE PARTIE.

PRODUITS DE NATURE MINÉRALE.

Métalliques. — Il n'est guère de métaux ou de métalloïdes qui ne fournissent, soit des médicaments, soit des produits chimiques utilisés diversement. A ce double titre, ils doivent être mentionnés ici. De plus, ils offrent des solutions médicamenteuses toutes préparées dans la nature : nous voulons parler des eaux minérales.

Parmi nos colonies, il en est deux surtout qui se distinguent par la nature de leurs richesses minières : la Guyane, avec ses gisements d'or, et la Nouvelle-Calédonie, avec ses mines de nickel. Chose singulière, le métal précieux n'a fait qu'appauvrir la première, tandis que la seconde s'enrichit, ou du moins a eu un élan de prospérité, par l'exploitation du métal usuel. On peut citer aussi, comme possédant des gisements caractéristiques, la côte occidentale d'Afrique; on sait que les fleuves y charrient un sable aurifère et que la poudre d'or est, en Afrique, un objet d'échange. Une partie de ces contrées a reçu même le nom de *Côte d'or.* D'autre part, la rive droite du Sénégal est un des lieux assez rares du globe où existe le fer natif en blocs épars. Une immense masse de fer malléable a été longtemps exploitée par les Maures dans ces parages.

Métaux précieux. — Des trois métaux précieux, l'or, l'argent et le platine, ce dernier seul n'a pas été signalé dans nos possessions coloniales, même dans les gisements d'or, métal dont il est partout accompagné; il existe pourtant, non loin de nos Antilles, à Haïti, et autour de notre Guyane, en Bolivie et au Brésil.

Or. — Les deux autres, l'or surtout, sont répandus dans presque toutes les colonies françaises, en Extrême-Orient (Asie), dans l'Afrique occidentale, dans l'Amérique méridionale et en Océanie.

Il y a au Tonkin, pays de mines, un grand nombre de gisements d'or, qui consistent en des sables aurifères. Des échantillons de ces terres avaient été envoyés à l'Exposition d'Anvers par le service local et par Mgr Puginier. Mais le Cambodge et l'Annam n'y figuraient pas sous ce rapport : c'est que, dans la première de ces contrées, les gisements aurifères sont peu importants, et que, dans la seconde, les mines d'or ont été abandonnées à cause de l'impôt trop élevé.

L'or est très répandu en divers points du Sénégal, tantôt au milieu de terres argileuses, sous forme de lamelles, avec des pierres de quartz, tantôt mêlé aux sables qui descendent des montagnes.

Dans le golfe de Guinée, le principal produit d'exportation du port d'Assinie est l'or en poudre. Des sables aurifères sont rencontrés, mais en petite quantité, dans les affluents de la rive droite du Congo. Les *Notices coloniales* donnent une carte des gisements aurifères d'Assinie.

Madagascar renferme aussi de l'or en filons, à l'état de quartz aurifère et aussi d'un alliage d'or, d'argent et de cuivre.

Pour citer une autre colonie africaine, en voie d'établissement, Obock, on trouve dans la chaîne de montagnes qui court le long du littoral et de ses ramifications en Abyssinie de l'or natif, souvent à la surface du sol. La principale de ces mines est celle d'Inarya.

On voit à l'Exposition permanente des colonies un grand nombre d'échantillons de sables et de quartz aurifères du Sénégal.

Dans les alluvions de la Guyane française, ce métal, dont la présence fut signalée en 1853, se rencontre en grains et en poudre, parfois en grosses pépites. Après trente années seulement d'exploitation, depuis leur découverte, ces gisements sont épuisés, ayant enlevé des bras à l'agriculture, qui est inépuisable, et laissant la colonie plus pauvre qu'avant, pour quelques particuliers qui se sont rapidement enrichis. De 1875 à 1878, il a été exporté pour une vingtaine de millions d'or natif. La plus grande richesse est ici dans la production végétale, qui n'est pas suffisamment exploitée. Cependant, l'industrie est sur le point de se reporter encore vers de nouvelles mines qui consistent en de riches filons de quartz aurifère, appelant une activité désirable. Car nulle richesse naturelle ne manque à la Guyane, elle n'est pauvre que par le manque des travailleurs.

Un grand nombre d'échantillons de la Guyane sont exposés au

palais de l'Industrie, consistant en quartz, en sables et en terres aurifères et en pépites d'or natif. A l'Exposition d'Anvers, la Société des gisements d'or de Saint-Elie avait envoyé des spécimens analogues.

En Nouvelle-Calédonie, l'or a été signalé dès 1860. Depuis cette époque, de nombreuses découvertes ont été faites dans l'île, et l'ex ploitation, à partir de 1871, a donné des résultats assez satisfaisants d'abord. Mais la zone aurifère, au voisinage de roches serpentineuses, s'appauvrit en profondeur, en se chargeant de pyrites de fer. Ce sont ces pyrites qui se trouvaient exposées à Anvers par la *Société du nickel*, pyrites fort rares et pour lesquelles, selon M. Louvet, pharmacien de la marine, aucun mode d'exploitation ne pourra réussir. Mais la première mine découverte a fourni de nouveaux gisements qui promettent des résultats sérieux. Les échantillons de l'Exposition permanente consistent en paillettes, en filons de quartz aurifère avec schistes et pyrites.

Argent. — Il existe plusieurs mines d'argent au Tonkin, mais les renseignements précis à cet égard font encore défaut. Plusieurs gisements argentifères sont connus en Annam.

A l'Exposition coloniale permanente se trouvent quelques échantillons de galène argentifère, d'ailleurs non exploitée, de nos possessions de l'Inde.

Au Sénégal, l'argent se trouve mêlé à l'or des minerais du haut Bambouk.

L'Exposition d'Anvers ne montrait que des galènes argentifères de la Nouvelle-Calédonie, qui ne sont pas plus communs ni plus exploitables que les pépites aurifères, selon M. Louvet.

Métaux usuels : fer. — Le plus important des métaux usuels, le fer, se rencontre en nos diverses colonies avec plus ou moins d'abondance et sous presque tous les états, natif, oxydé, sulfuré, chromé, en solution dans les eaux minérales.....

Les mines de fer du Tonkin sur lesquelles manquent les renseignements détaillés, et qui étaient exploitées par des Chinois, sont, pour la plupart, abandonnées. Leur utilisation est une conséquence de celle de la houille, abondante dans cette contrée. Le service local avait envoyé à Anvers des minerais de fer, sans autre désignation, et du fer métallique fabriqué.

On y voyait aussi du fer de Compong-Chai, au Cambodge. L'An nam possède du fer magnétique.

Le gîte de Pnom-Deck, au Cambodge, mélange d'oligiste, d'hématite et de fer spathique, est exploité dès aujourd'hui par les Khongs, qui en retirent un fer excellent. La présence d'immenses forêts à l'entour permettrait d'établir là de hauts fourneaux au bois, tandis que les produits de transformation de la fonte seraient traités à Saïgon. (Voy. Maigne, les *Mines de la France et de ses colonies.*)

Quant à la Cochinchine, on ne cite qu'un oxyde hydraté dit *pierre de Bien-Hoa*, employée pour l'empierrement des routes.

Des échantillons de fer oligiste, d'acier et de fonte figurent à l'Exposition coloniale, dans la vitrine de l'Inde.

La colonie la plus riche en minerais de fer est le haut Sénégal; le sous-sol en est formé. Les indigènes savent l'exploiter avec habileté, et il est possible, sinon de l'exporter, du moins de le consommer dans le pays avec profit, grâce aux nouvelles voies de communication. Le comité central de Saint-Louis et les sous-comités de Kita et de Bammako avaient exposé à Anvers des minerais et le produit de leurs premiers traitements métallurgiques, fer brut et divers instruments fabriqués dans le pays. A l'Exposition permanente, on voit, entre autres, un échantillon de fer ayant l'apparence métallique, qu'il serait intéressant d'examiner chimiquement.

Du fer en abondance existe aussi à la Guyane; une roche plus ou moins riche de limonite, comme on peut la voir à l'Exposition coloniale, forme des montagnes et des collines et le sol tout entier de l'île de Cayenne.

Le fer chromé se trouve à la Nouvelle-Calédonie. J'en parlerai en tant que minerai de chrome.

Des sables titanifères ferrugineux magnétiques se rencontrent en beaucoup de points, surtout dans les îles volcaniques. On en trouve aussi dans l'Inde. A l'île de la Réunion, ils sont fort abondants et renferment du péridot, indice de leur origine, savoir la désagrégation des laves et basaltes. Il est fâcheux qu'on ne puisse utiliser cet excellent minerai, soit en raison de la cherté de la main-d'œuvre, en le travaillant sur place, soit à cause du prix du fret, en l'expédiant en Europe. Nous n'en avons pas vu à l'Exposition d'Anvers, mais l'Exposition permanente en possède, et le catalogue mentionne les essais de son traitement pour la production de l'acier et de la fonte blanche, ainsi que des échantillons ouvrés en acier qui en provenaient.

A Madagascar, les granits sont mêlés de fer oxydulé magnétique, noir, titanifère et manganésifère, qui se rencontre en filons. C'est un minerai, ajoute M. Simonin, auquel nous empruntons ce renseignement dans un article publié en 1862, sur la grande île africaine (aujourd'hui sous notre protectorat), analogue à celui de la Suède, et donnant également un fer et un acier supérieurs. C'est par la désagrégation de ces granits que se forment les sables métallifères. Les Malgaches fabriquent avec ce fer leurs lances et divers outils; et M. Laborde a installé, pour tirer parti de ces riches minerais, des hauts fourneaux et une fonderie de canons. L'absence du phosphore, du soufre et de l'arsenic contribuent, avec la présence du titane et du manganèse, à la qualité des produits. On peut fondre sur les lieux mêmes ce minerai avec le charbon du pays.

La Guadeloupe et la Martinique sont également pourvus de sables magnétiques. M. Lagarrigue de Survilliers avait exposé à Anvers un minerai de fer et acier et le même épuré. L'opération consiste à extraire du sable de la mer le minerai au moyen d'une machine électro-magnétique.

Enfin, la Nouvelle-Calédonie, qui semble n'être dépourvue d'aucune espèce de minerai métallique, a donné à l'Exposition permanente un échantillon de sable noir titané renfermant aussi du fer chromé. C'est un minerai de chrome.

Cuivre. — Le cuivre a quelque importance comme gisements dans nos possessions. Les mines de ce métal sont assez nombreuses au Tonkin et paraissent devoir un jour acquérir une certaine valeur, d'autant plus que le minerai est argentifère. On en voyait figurer à l'Exposition d'Anvers. — L'Annam possède aussi des mines de cuivre.

A l'Exposition permanente se trouvent des échantillons, provenant de l'Inde, de malachite, de silicate et phospho-arséniate de cuivre, de chalkopyrite.

Les *Notices coloniales* nous apprennent que dans le Bambouk et dans le Bondou, au Sénégal, existe le cuivre en lames et en rognons, dans les terrains sédimentaires; et qu'à côté de l'or on rencontre des arséniates de fer et de cuivre.

Dans le golfe de Guinée, le Gabon contient des minerais de ce métal; et il a fourni à l'Exposition du palais de l'Industrie, de la malachite, de l'azurite et des barrettes de cuivre.

Au Congo, on trouve des minerais d'une malachite très belle. Au Bembé, les Portugais possèdent une mine de cuivre; et M. Destrain, ancien agent de l'Association, a visité en 1884, au nord du Congo, une mine de ce métal qui occupait trois cents ouvriers, et a recueilli des barres et des bracelets en cuivre rouge et des lingots de plomb. — C'est au trafic de ces richesses naturelles que les factoreries françaises, allemandes, anglaises, hollandaises et portugaises, établies à Loango, Punta-Negra, Banane, Boma, Noki, San-Salvador, occupent leurs agents. (Le Brun-Renaud, *Possessions françaises de l'Afrique occidentale*, p. 306). — Dans le bassin du Niarri-Quillou (voy. *Notices col.*, t. III), on peut ramasser le cuivre à fleur de terre.

Madagascar possède des filons de cuivre sulfuré gris, de cuivre panaché et de cuivre pyriteux mêlé de carbonates verts et bleus et d'hydrosilicate vert.

Je n'ai pas eu jusqu'ici l'occasion de signaler notre colonie de Saint-Pierre et Miquelon. On y découvrit, il y a vingt ans, un gisement que l'inventeur prit tout d'abord pour une mine d'or, et qui n'était autre que de la chalkopyrite.

Le cuivre de la Nouvelle-Calédonie est représenté au palais de l'Industrie (comme il l'a été à Anvers) par des pyrites, de l'oxydule, de la malachite, du cuivre natif et le métal fondu.

Ces minerais, exploités dans la colonie par la Compagnie de la Balade, ont fourni jusqu'ici plus de 40,000 tonnes de cuivre représentant au moins huit millions de francs. Les premiers gîtes furent découverts en 1872. De nouvelles découvertes ont eu lieu depuis en divers points de l'île et, d'après les *Notices coloniales* (1885), tout faisait concevoir les plus grandes espérances. Malheureusement, il n'en a pas été ainsi, et voici ce que m'écrivait M. Louvet, le 5 novembre de cette même année 1885.

« A propos de cuivre, vous avez peut-être entendu parler de la fermeture des mines de la Balade; c'est une des plus grandes catastrophes qui aient atteint la Nouvelle-Calédonie dans ces derniers temps. La cause en est la baisse énorme qui est survenue l'an dernier sur les cuivres d'Australie, et qui n'a pas permis à la Compagnie de la Balade de soutenir la concurrence, quoiqu'elle eût gratuitement à sa disposition 250 à 300 transportés. On trouve dans l'arrondissement d'Oégoa d'excellents gisements de chalkopyrite plus ou moins pure, dont le rendement en cuivre rouge varie de 30 à 20 p. 100. Il est à désirer que cette entreprise puisse reprendre dans les conditions d'autrefois ; avec l'exploitation du chrome, c'est celle que là-bas je me plaisais le plus à favoriser par les moyens de mon laboratoire. »

C'est une chose d'autant plus importante que des minerais de cuivre existent dans nos possessions coloniales, que la France est, à l'égard de ce métal, obligée de recourir à l'étranger, notamment à l'Angleterre et au Chili.

Plomb. — Le plomb est exploité, mais en petite quantité, et dans une seule mine, au Tonkin. Un échantillon de plomb, non du minerai, se voyait à Anvers.

Il y a des échantillons de galène argentifère provenant de l'Inde à l'Exposition permanente.

De la galène se trouve aussi au Gabon ; et, au Congo, nous avons vu plus haut qu'un agent de l'Association avait recueilli, avec du cuivre rouge, des lingots de plomb, provenant d'une exploitation dans cette contrée.

A Madagascar, existent des filons de plomb argentifère, riches en argent. De même que pour le cuivre, les mines de plomb ne suffisent pas non plus à la consommation de la France. On comprend donc, disait M. Simonin, de quel avantage serait pour notre marine une fonderie de cuivre à Madagascar, et quel intérêt nous aurions aussi, en temps de guerre, à compléter notre fabrication en plomb par la fusion du minerai malgache.

En Nouvelle-Calédonie, le plomb s'est rencontré dans une mine de cuivre et dans une mine d'or à l'état de galène mélangée de sulfure de zinc. On y connaît aussi du carbonate de plomb et de la galène argentifère. Celle-ci figurait à l'Exposition d'Anvers, quoique peu importante, comme je l'ai dit plus haut à propos de l'argent.

Zinc. — Le Tonkin possède une mine de zinc, peu fructueuse et d'ailleurs encore mal connue. Cependant le service local avait envoyé à Anvers des minerais et le métal brut. — Il y a aussi une mine de ce métal dans l'Annam.

Je viens de mentionner, avec la galène argentifère, en Nouvelle-Calédonie, le sulfure de zinc ou bleude, qui s'y trouve mélangé.

Etain. — Ce n'est également que pour mémoire que je parle de l'étain, ce métal dont le nom rappelle, en dehors de l'Europe, les noms de Malacca, à la pointe extrême orientale de l'Asie, et des îles de Sumatra et de Banca, qui en sont comme la continuation. Dans les mêmes régions, on n'a encore rencontré, pour nos possessions, que des sables stannifères pauvres, en Cochinchine, et un gisement au Tonkin, dont la mine est abandonnée. Cependant, le service local avait envoyé à Anvers de l'étain comme produit de ce dernier pays.

Ajoutant la grande île de Madagascar à nos autres protectorats, il sera permis, comme nous l'avons fait plus haut, de citer les métaux qu'elle fournit. L'étain s'y trouve en filons et en sables.

Mercure. — On ne voyait pas figurer à Anvers le mercure, bien que ce métal existe également au Tonkin, à l'état de cinabre, dont une mine a cessé d'être exploitée.

Ce même minéral se trouve dans l'Inde française, et l'Exposition coloniale en offre un spécimen.

Elle montre aussi, dans la vitrine du Sénégal, du mercure natif de Bondou et de la terre à mercure.

Aluminium. — Il est un métal qui n'est devenu usuel que depuis trente ans, et dont la légèreté est celle du verre, employé seul ou à l'état de bronze couleur d'or : c'est l'aluminium, base des argiles, mais dont les matières premières industrielles sont restreintes. Celles-ci sont la cryolithe du Groënland (fluorure double d'aluminium et de sodium) et la bauxite (alumine hydratée), ce dernier minéral très répandu dans le département du Var. On la rencontre aussi à la Guyane (comme on peut le voir à l'Exposition permanente) dans les diluviums aurifères.

Métaux particuliers à la Nouvelle-Calédonie comme colonie française. — C'est en Nouvelle-Calédonie, exclusivement à nos autres colonies, que se trouvent les mines de nickel, de cobalt, de chrome et d'antimoine. L'Exposition coloniale permanente et celle d'Anvers en ont reçu des minerais et produits variés. Dès l'entrée de la première exposition, au palais de l'Industrie, on peut admirer les beaux blocs à surface verte et polie de roches silicatées nickelifères. Je citerai, pour la seconde, les envois qu'avaient faits la Société du

Nickel, le service local et quelques colons : minerais de nickel, de cobalt, de fer chromé, d'antimoine sulfuré ; fontes de nickel et de cobalt.

La Nouvelle-Calédonie offre trois grandes régions géologiques : 1° un lambeau de terrains anciens et de terrains cristallins qui occupent l'extrémité septentrionale de l'île : l'or et le cuivre s'y trouvent en filons encaissés ; 2° des roches serpentineuses, qui constituent l'ossature de l'île ; 3° sur la côte ouest, des couches métamorphiques et des terrains sédimentaires, associés à des mélaphyres, où l'on a reconnu des gisements de charbon.

Ce sont les massifs serpentineux qui contiennent, avec des minerais de fer, ceux de chrome, de nickel, de cobalt. Dans les schistes ardoisiers du Nord, se rencontre l'antimoine.

Nickel. — Le nickel, découvert par l'ingénieur Garnier en 1863, existe à l'état d'un minéral nouveau, silicate de nickel et de magnésie *(garniérite).* Son exploitation se fait dans cinq districts principaux, dont les plus importants sont : celui de Thio, fournissant annuellement 12,000 tonnes de minerai à 10 p. 100, et exploité par la Société *le Nickel ;* puis celui de Kua-Méré, dont les mines fournissent, entre les mains de la maison Balade, de Bordeaux, 200 tonnes, par mois, de minerai, exploité en Europe. La Société *le Nickel* traite ses produits sur place et obtient dans ses hauts fourneaux, outre du nickel, le cobalt et le chrome. Le premier de ces métaux a vu son industrie révolutionnée par la découverte de ces gisements néo-calédoniens et son prix s'abaisser considérablement.

Chrome. — Le chrome est abondamment répandu dans les serpentines à l'état de fer chromé, dont les principaux gisements sont entre le Mont-d'Or et Yaté.

Cobalt. — Il en est de même du cobalt, dont la production peut être illimitée, et dont l'emploi est assuré.

Antimoine. — L'antimoine, qui se distingue chimiquement de ces métaux, congénères du fer, est plutôt un métalloïde, de même que l'arsenic. Il a été découvert à Nakoty, où l'on purifie sur place le sulfure d'antimoine pour l'expédier en Europe.

C'est ici le lieu de reproduire ces passages de la lettre déjà citée que m'a écrite M. Louvet. Faisons remarquer que ce pharmacien distingué de la marine vient de passer quelques années en Nouvelle-Calédonie, et que son appréciation doit être prise en considération.

« Il est certain, tout d'abord, que la Nouvelle-Calédonie, pour la seconde fois seulement, je crois, qu'elle expose, a fait un très grand effort, surtout l'administration pénitentiaire, qui avait sans doute à cœur de répondre à de violentes critiques locales sur l'utilisation de la main-d'œuvre pénale et de son immense domaine. Mais en dehors de toute considération sur la lutte pour l'existence que soutient courageusement contre elle la colonisation libre, et indépendamment de la curiosité que pouvait offrir ce tournoi pacifique sur le terrain d'une grande exhibition, on peut se demander si, au point de vue commercial, l'exposition calédonienne a été la représentation exacte de la vraie production du pays, c'est-à-dire, s'il y a une sortie possible en quantité suffisante de toutes ou même de la plus grande partie des matières offertes à l'exportation. Mon avis personnel, et je ne crains pas de présumer que c'est aussi celui des gens les plus réfléchis, est que la Nouvelle-Calédonie ne pourra exporter de longtemps qu'un très petit nombre de produits, qui se résument dans les minerais de cobalt, de nickel et de chrome, quelques bois, le coprah, la résine de kaori, sans parler des matières spéciales, telles que les produits pharmaceutiques du niaouli, qui ne seront jamais employés en assez grande quantité pour constituer un élément de prospérité au pays.

« On a surtout exagéré notablement la richesse minière de la Nouvelle-Calédonie. Jusqu'à présent, elle a jeté, il est vrai, sur le marché européen plus de nickel qu'on ne peut même en consommer. Mais aussi combien sont restreints les usages de ce métal ! Et du jour où le nickel pourrait être substitué au cuivre dans la chaudronnerie, est-on bien sûr que les poches de minerai, qu'on trouve par-ci par-là sur la côte Est, suffiraient à entretenir des hauts fourneaux pendant de longues séries d'années ? Pour moi, je ne le crois pas. En réalité, il n'y a pas de filons là-bas. On dirait qu'à une certaine époque, ces parages ayant été le théâtre de formidables tempêtes souterraines, la solidification des matières en fusion a suivi presque instantanément l'éruption, de sorte que tous les minéraux sont pêle-mêle et qu'on ne les trouve nulle part rangés dans l'ordre des densités.

« Tout le monde sait, en outre, que la fonte de nickel, telle qu'elle est expédiée de Nouméa, est très difficile à affiner, et que nous sommes loin du moment où la fabrication du métal se fera à un prix voisin de celle du cuivre.

« Quant au cobalt, jusqu'à présent, il a fait petitement son chemin, à la faveur des capitaux engagés pour le nickel. Les minerais de cobalt seront toujours assez abondants pour la consommation, quoiqu'ils soient assez pauvres et ne rendent guère plus de 2 à 2 1/2 p. 100 de métal. Un industriel alsacien, M. Herrenschmidt, dit avoir trouvé un procédé humide très économique pour l'extraction du métal pur; il est, en ce moment, en France, à la recherche de capitaux pour la mise en œuvre de son procédé.

« Le chrome est un des métaux les plus répandus, à toutes les profondeurs, dans le sol calédonien. Malheureusement, le peu de valeur de ce métal fait qu'on est obligé d'exiger des minerais un taux de 40 p. 100 au moins en sesquioxyde; mais il n'est pas rare de trouver du fer chromé qui fournit jusqu'à 50 ou 60 p. 100. »

J'ai déjà cité le passage de la lettre de M. Louvet, relatif au cuivre.

« Le haut fourneau de Nakéty, qui fonctionnait pour l'antimoine, a été également éteint (comme ceux de cuivre) après avoir été allumé seulement cinq à six mois. Cela était facile à prévoir, étant connu l'emploi de plus en plus limité de ce métal, pourtant si abondant. »

Métalloïdes. — La classe des métalloïdes n'est représentée, dans nos colonies, que par le soufre et l'iode, qui sont à peine exploités ou fabriqués et nullement exportés.

Soufre. — Au Tonkin, le soufre, d'après les *Notices coloniales*, forme des mines, au nombre de trois, dont deux à Bac-Ninh, affermées 120 kilogr.

Le catalogue de l'Exposition permanente mentionne un échantillon de soufre en masse cristalline de l'Inde.

Il contient aussi l'indication de trois spécimens du soufre de la Guadeloupe et d'un autre de la Nouvelle-Calédonie. Les minéralogistes enseignent que les volcans en activité fournissent du soufre en abondance, mais qu'il n'y en a pas dans les volcans éteints aux dernières époques, et que l'on n'en connaît qu'un seul exemple dans les basaltes, à l'île Bourbon. Encore ces roches, ainsi qu'une amygdaloïde de la même localité, dont les amandes sont d'un beau soufre jaune, doivent-elles être considérées comme des raretés, et nous ne comprenons pas que Dufrénoy cite la solfatare de Bourbon à côté de celles de la Guadeloupe et de Pouzzoles. Nous avons visité, en 1853, le volcan de l'île Bourbon (2,200 mètres), et nous avons été étonné même de n'y pas trouver de trace de soufre. Ce métalloïde ne se rencontre qu'à l'état de combinaison dans certaines eaux minérales de la colonie, et en petites proportions. Notre collègue, feu Hugoulin, qui nous a succédé à la Réunion, en 1856, comme chef du service pharmaceutique de la marine, a eu l'occasion d'observer le volcan en activité lors de l'éruption de novembre 1858. Un phénomène curieux, dit-il, accompagne les coulées à une certaine distance du cratère, c'est la production de fumées abondantes, sans combustion et n'ayant aucune odeur sulfureuse ni chlorhydrique, se concrétant en une poussière blanche qui n'est autre que du chlorhydrate d'ammoniaque. Chose singulière, il n'est éliminé de la lave qu'au moment où elle se fige. En tout cas, ce produit ne renferme pas de soufre, et il n'est point du vitriol martial (sulfate de fer) comme Berth l'avait cru à une époque déjà éloignée de nous.

Quant à la Guadeloupe, elle possède véritablement une solfatare, qui a même fait donner au volcan, cône trachitique de 1500 mètres au-dessus du niveau de la mer, le nom de *la Soufrière*. Il projette des vapeurs sulfureuses de près de 100 degrés centigrades ; ce sont ces fumerolles qui déposent du soufre dans les rochers, dans les sables et dans les cendres. Le produit annuel du soufre, selon M. Mercier, ne paraît pas dépasser 2,800 kilogr. et il n'y a aucun parti à en tirer. (V. Bouinais, *Guadeloupe*, 1882.)

D'après cela, on comprend que l'Exposition d'Anvers n'a contenu aucun échantillon de soufre de nos colonies, dont il est un produit plutôt scientifique qu'industriel.

Iode. — Peut-être cette réserve eût-elle dû être gardée également pour l'iode. Cependant, il n'est pas inutile de connaître toutes les ressources quelconques de nos colonies pour en tirer parti, le cas échéant. De l'iode brut, extrait des varechs de la Réunion, et de l'iode bisublimé ont été exposés, à Anvers, par M. Chatel (de Saint-Denis). Cet exposant a bien voulu me transmettre, par mon ami M. Lapeyrère, chef du service pharmaceutique dans cette colonie, la réponse à ma demande sur les espèces de varechs d'où il a pu retirer l'iode et sur leur abondance.

« Plus de cent cinquante espèces sont répandues sur toutes les côtes de l'île, dont la surface est de 251,160 hectares. Les varechs, dont j'ai obtenu les produits exposés appartiennent aux groupes des Ulvacées, Fucacées et Floridées. Les principaux sont: *Phycoseris fasciata, lobata, uncialis ; Dictyosphœria favulosa, enteromorpha. — Fucus serratus, vesiculosus, spinulosus ; Gigartina diverses ; Sarghassum cristæfolium, figarianum, encœlium, sinuosum ; Cladosiphon Frappieri ; Culteria compressa ; Phyllophora Maillardi*, etc., »

Combustibles fossiles : anthracite, houille. — Au Tonkin, les mines de charbon n'ont jamais été exploitées. Elles sont encore peu connues. Des découvertes faites récemment permettent d'espérer, toutefois, un avenir prospère. Le service local avait envoyé à Anvers des charbons de terre.

En Annam, existe un gisement de houille que les exigences du fisc du gouvernement annamite empêchent d'exploiter. Le charbon qui existe à proximité de Tourane brûle sans flamme, mais est très propre à la métallurgie. Il commence à faire l'objet d'un commerce important, surtout avec la Chine. Dans leur voyage d'exploration en Indo-Chine (1881), les ingénieurs Fuchs et Saladin ont constaté que la houille forme, au Tonkin, une bande parallèle à la côte de plus de 100 kilomètres. Ils ont étudié les bassins de Hon-Gâc et de Ké-Bao, et, dans l'Annam, celui de Nong-Sôn. Ce dernier, moins bien connu, fournit une sorte d'anthracite. Le charbon du Tonkin est varié, de bonne qualité, et susceptible d'une foule d'usages industriels[1].

La Cochinchine n'a pas, non plus, d'industrie houillère. Des couches d'anthracite, à Phu-Quoc, sur lesquelles l'attention s'était por-

[1] M. Sarran, l'ingénieur colonial auquel on a confié les études relatives au terrain houiller, n'a pas encore quitté le Tonkin. Son travail d'ensemble, poursuivi de la façon la plus minutieuse, complétera les rapports de MM. Fuchs et Saladin. Le terrain houiller que baigne, sur une étendue de 70 kilomètres, le golfe du Tonkin, sert de limite au Delta, dans la partie septentrionale, pendant 150 kilomètres. C'est un développement superficiel de plus de 1600 kilomètres carrés contenant une épaisseur de houille et, par suite, un tonnage utile de plusieurs milliards de tonnes.

Cependant, comme ce combustible est maigre, il ne pourra être utilisé par notre marine que mélangé sous forme de briquettes avec les menus du Japon et d'Australie.

(*Le Temps* du 11 mai 1886.)

tée, n'ont pas donné de résultat satisfaisant. — Du jayet est aussi exploité par les indigènes, mais revendu par eux à des prix trop élevés. Ce ne peut être un article d'exportation.

En Afrique, la colonie naissante d'Obock posséderait, dans le voisinage de cette localité, d'après M. Goltdammer, des mines de charbon facilement exploitables.

On doit s'attendre à signaler, dans la grande île africaine de Madagascar, en raison de son étendue, toutes ou à peu près toutes les sortes de gisements miniers : citons ici les mines de houille qui entourent la baie de Diégo-Suarez.

Nous avons vu, en ce qui concerne la Nouvelle-Calédonie, que les terrains carbonifères se rencontraient sur la côte Ouest ; des roches éruptives mélaphyriques les ont disloqués, leurs couches sont inclinées, irrégulières, la qualité de la houille peu satisfaisante ; en somme, ces gisements, selon M. l'ingénieur Heurteau (1875), sont peu utilement exploitables.

Nous relevons, dans la liste de l'Exposition coloniale permanente, les indications suivantes : Houilles grasses de l'îlot à charbon ; schistoïde brillante ; maigre ; légère du Mont-d'Or ; grasse avec fer phosphaté de Koé ; houille de Ouarail ; de la mine des Bruyères ; anthracites de Karigou.

A l'Exposition d'Anvers, deux exposants avaient envoyé du charbon de la Nouvelle-Calédonie : houille de la Porte-de-fer, par M. Creugnet (de Nouméa) ; charbon de Moindou, par M. Forceau, commerçant à Tiremba.

Cependant, une commission a été nommée récemment par l'administration pour étudier à nouveau cette importante question du combustible fossile, qui trouverait un débouché assuré dans les bateaux à vapeur et dans les travaux métallurgiques de la colonie.

« Il y a une exploitation, m'écrit M. Louvet, que l'on devrait, à mon sens, encourager d'une façon toute spéciale : c'est celle de la houille. Le nom de M. Creugnet se recommande un des premiers sous ce rapport. L'opinion générale est qu'il existe, dans la moitié sud de l'île, de bons dépôts de ce combustible, et les essais qui en ont été faits le montrent de qualité très convenable. »

Quoi qu'il en soit, la houille de la Nouvelle-Calédonie ne saurait faire concurrence, jusqu'ici, avec celle importée d'Australie, en sorte qu'elle n'a pu être encore exploitée.

Lignite. — Le lignite n'a été signalé, pour nos colonies, qu'à Pondichéry et au Gabon. Dans la première contrée, à Bahour, il forme, à 75 centimètres de profondeur, une couche qui a été traversée sur une épaisseur de 10 mètres. Il renferme 54 p. 100 de matières volatiles et 46 p. 100 de matières fixes. D'autres sondages pratiqués sur divers points, grâce à l'initiative de M. François Deloncle, ont démontré l'existence d'un gisement important, d'une étendue de 4,000 hectares, pouvant donner lieu à une exploitation de 250 millions de tonnes, dont la plus grande partie est en territoire français. Sa valeur commerciale est égale aux trois quarts de celle de la houille. On le transforme, en même temps qu'on le purifie, en briquettes, au moyen d'une colle de farine de produits végétaux abondants dans le pays (fèves de tamarin, quèvre, etc.). (*Not. colon.*)

L'Exposition permanente renferme un échantillon de lignite de Boungé (mont Elobey, au Gabon), contenant 28 p. 100 de matières volatiles, 50 p. 100 de carbone, 22 p. 100 de cendres.

Bitume, ambre jaune, graphite. — On trouve, à cette même exposition, un échantillon de bitume provenant d'une source d'eau très froide (Assinie) ; de l'ambre de cette même localité ; du bitume de Sainte-Marie de Madagascar ; du graphite plus ou moins pur de l'Inde, gris d'acier, noir et cristallisé. Ce même graphite se rencontre également à Madagascar, et M. Laborde, rapporte M. Simonin, s'en sert pour fabriquer les creusets qu'il emploie dans quelques-unes de ses opérations métallurgiques.

Tourbe. — De la tourbe existe à Saint-Pierre-Miquelon. Elle y est abondante, recouvrant parfois la roche d'une couche de plusieurs mètres d'épaisseur, mais elle est difficilement exploitable, à cause de l'humidité du pays, et non utilisable, même sur place, ne pouvant soutenir la concurrence avec la houille venue du dehors.

Il n'y a pas dans nos colonies d'industries chimiques se rapportant aux combustibles minéraux, telles que celles qui concernent la houille, savoir : coke, gaz de l'éclairage et les produits secondaires de cette dernière fabrication, ammoniaque, naphtaline, paraffine, brai, alizarine, couleurs d'aniline, dont je parlerai occasionnellement en traitant des matières tinctoriales naturelles, acides phénique et picrique, etc. Même à Saigon, ville grande et importante, l'éclairage des rues se fait à l'huile. Il est fort probable, disent MM. Bouinais et Paulus (1885) que, vu le manque de houille et son prix élevé, l'éclairage au gaz se fera encore attendre. Mais il faut espérer, ajoutent ces auteurs, que la possession des mines de houille du Tonkin permettra bientôt de l'adopter à Saigon[1].

De même, les mines de houille de Madagascar pourraient, un jour, non seulement fournir le combustible nécessaire à cette colonie future et à la Réunion, mais encore permettre l'installation d'usines à gaz d'éclairage, surtout pour la ville de Saint-Denis.

Des usines particulières sont établies dans de grandes manufactures de sucre, notamment à la Guadeloupe.

Pierres. — Parmi les substances de nature pierreuse, plusieurs, telles que les calcaires et le gypse, donnent lieu à des produits résultant de phénomènes chimiques. Aussi ce ne sera que pour être complet dans leur énumération que je citerai leurs groupes divers.

Pierres précieuses. — En premier lieu, les pierres fines de la joaillerie que peuvent offrir nos colonies ne se rencontrent guère que dans l'Inde. L'Exposition coloniale possède de cette localité des rubis, corindons, saphirs, zircons, grenats, améthystes, opales, agates, lapis, fluorine; nous n'y voyons pas figurer le diamant, l'émeraude, la topaze, etc. Des pierres précieuses, aussi, (grenats, améthystes, topazes, rubis) sont roulées avec des paillettes d'or par les sables des rivières au sud de Madagascar. Du cristal de roche d'une limpidité parfaite, en grandes masses, se rencontre dans un très grand nombre de points de l'île.

Des cristaux, des nodules de péridot parsèment les basaltes de la Réunion. Nous avons recueilli dans les ruisseaux, aux environs du volcan de cette île, des sables vitreux formés de grains rouge hyacinthe constitués par ce minéral.

Pierres à base de chaux. — Phosphates. — Les pierres à base de chaux ou de calcium sont employées telles quelles ou servent de

[1] Dans le traité du 6 juin 1884 le roi d'Annam, en s'interdisant de disposer d'aucun gisement, en Annam et au Tonkin, avant que l'entente avec le gouvernement français fût établie, déclarait que toutes les mines situées dans ses États étaient libres de toutes charges, à l'exception d'une mine de houille située dans la province de Quang-Nam, concédée pour vingt-neuf ans. Plus tard, une convention (18 fév. 1885) établit, d'un commun accord, le régime minier de l'Annam et du Tonkin.

matières premières dans des industries d'ordre chimique. C'est ainsi que les phosphates de chaux naturels sont décomposés par l'acide sulfurique et transformés en soi-disant superphosphates pour l'agriculture. Aucune de nos possessions n'est signalée comme pourvue de ce précieux agent de fertilisation. Il est importé avec les autres engrais, principalement dans les colonies sucrières. La Réunion reçu de France, en 1883, plus de 300,000 kilogr. de superphosphate

A-t-on pris garde à une note, publiée dès 1862 dans la *Revue maritime et coloniale*, sur les phosphates naturels de Sombrero? C'est un îlot au nord de Saint-Martin, île des Antilles qui appartient par moitié à la France et à la Hollande. L'industrie d'un Américain a trouvé dans ce rocher une source abondante de richesses, en exploitant les phosphates qui composent sa masse entière. Plusieurs centaines d'ouvriers y sont employés, fournis par les îles d'Anguilla et de Saint-Martin. Il est à désirer que cette denrée, riche en acide phosphorique (35 p. 100), soit utilisée dans le voisinage, à Saint-Martin, à la Guadeloupe, à la Martinique. L'attention des colons doit aussi être appelée sur la recherche de semblables gîtes dans des terrains analogues et sur le sol même de nos Antilles. La chaux phosphatée appartient aux terrains les plus anciens; on la trouve aussi disséminée dans des roches volcaniques.

Sulfate. — Le sulfate de chaux n'est pas non plus mentionné dans nos possessions, et, par suite, pas de fours à plâtre.

Carbonate. — Quant au carbonate de chaux, il s'en faut qu'il soit très commun dans nos colonies, à l'état de roche sédimentaire. C'est ainsi qu'à la Guyane le défaut de castine ou de calcaire entrave le traitement des minerais de fer. Pour la fabrication de la chaux, on a recours, dans nos îles volcaniques et ailleurs, aux coquilles d'huîtres et aux madrépores.

Spath, marbres. — Je me bornerai, d'abord, à citer le spath d'Islande ou calcaire transparent de Saint-Pierre-Miquelon, dont un spécimen se trouve à l'Exposition coloniale; puis des marbres blancs et gris très beaux de l'Annam à Tourane; verts et roses du Tonkin; d'autres de Cochinchine et du Cambodge; tous ou presque tous figurant à l'Exposition d'Anvers.

Calcaire, chaux. — Le calcaire est employé pour la bâtisse et pour la fabrication de la chaux. Les *Notices coloniales* nous enseignent que la chaux est abondante au Tonkin ; elle s'extrait de la pierre calcaire qui forme la base de presque tous les soulèvements géologiques dans cette contrée. Elle est de bonne qualité.

Dans l'Annam, il y a des fours à chaux qui s'alimentent de coquillages et de madrépores.

Ce sont aussi des coquilles, en Cochinchine, qui sont brûlées dans les fours à chaux ; elles proviennent des côtes de Binh-Thuan et de Binh-Dinh.

Au Cambodge, les montagnes de la province de Kampot renferment du calcaire, dont un Français, M. Margotin, a tiré parti pour fabriquer de la chaux d'excellente qualité, qui est bien préférée en Cochinchine, où elle est expédiée, à celle de coquillages de fabrication indigène. Sa production est malheureusement inférieure aux besoins du pays. Un échantillon de chaux de Pnom-Campong était exposé à Anvers.

On voyait aussi, à cette Exposition, de la chaux du Sénégal, envoyée par M. Delor (de Saint-Louis), fabriquée aux environs de cette ville, à Diaoundoun, avec des coquilles d'huîtres dont on trouve d'immenses dépôts. Mais ces vastes dépôts, des environs de Saint-Louis et de Dakar ont cessé (selon les *Notices coloniales*) d'être exploités, par suite du manque de combustible et du bon marché de la chaux reçue de France en sacs et en barils, et avec laquelle le sable peut être mélangé en plus grande quantité qu'avec la chaux du pays.

L'industrie de la chaux par les indigènes s'étend tous les jours à Nossi-Bé. Dans un article sur la géologie de cette île, publié dans la *Revue coloniale*, feu le Dr Herland, notre ami, qui a fait cette étude en 1850, mentionne trois formations : la série granitique de Loucoubé ; celle des grès du nord de l'île ; et la série volcanique du centre. Les roches de la première formation peuvent fournir à l'industrie, dit-il, entre autres, de la chaux de bonne qualité par les couches de calcaire qu'on rencontre dans toute la partie sud de Loucoubé. La série du centre offre, au-dessus d'une coulée basaltique, à la pointe d'Ampirais, un dépôt de tuf volcanique, coupé en certains endroits par une roche calcaire coquillifère, bien différente de celle qu'on rencontre parmi les schistes de Loucoubé. Ce calcaire est très dense, saccharoïde,

La Réunion avait envoyé à l'Exposition de 1878 de la chaux obtenue par la calcination des madrépores. Hugoulin y a étudié, en outre de plusieurs autres questions de chimie industrielle, celle de la fabrication de la chaux. Il propose, dans le but d'éviter les vicissitudes du prix, parfois exorbitant, de la chaux importée de France, et destinée à la défécation du vesou (car celle du pays provenant des madrépores est impropre à cet usage), de faire venir, à de moindres frais et plus commodément, les matières premières elles-mêmes de fabrication, savoir : les pierres calcaires, qui serviraient de lest, et le coke ou combustible. Si le procédé de défécation nouveau inventé récemment par le chef actuel du même service, M. Lapeyrère, donne en grand les résultats qu'il promet, ces soins deviendront inutiles, puisque l'agent de cette opération (dont il a bien voulu nous confier le secret) est tout autre que la chaux. Reste, il est vrai, l'industrie des bâtiments, mais la chaux maigre des coraux (de Saint-Gilles, de Saint-Leu, de Saint-Pierre, etc.), peut y être utilisée, et, pour l'agriculture, elle peut, tout aussi bien que la chaux grasse, être employée comme amendement de ces sols siliceux.

A la Martinique et à la Guadeloupe (les Saintes, la Désirade, la Pointe-à-Pître), on fabrique de la chaux avec les madrépores recueillis dans les bas-fonds de la mer. Cette dernière colonie en avait envoyé un échantillon à l'Exposition de 1878.

Stucs, ciments. — Nous n'avons pas vu, à l'Exposition d'Anvers, dans la section de l'Inde française, un produit estimé de l'industrie locale, les stucs, servant de revêtement et d'ornements d'architecture. Ils sont formés de : chaux, 60 p. ; quartz pulvérisé, 25; lait caillé, 13; blanc d'œuf, 2. On les colore diversement.

On a fabriqué aussi dans cette même colonie, d'après la méthode Vicat, de la chaux hydraulique, que l'on a proposée comme étant d'un bon emploi et d'un prix de revient avantageux pour le pays et pour la colonie voisine de la Réunion.

Les importations de ciment, d'après les tableaux des *Notices coloniales*, ont été, en 1883 :

Pour la Guyane, de	2,000	kil.
— la Martinique	423,000	—
— la Guadeloupe	462,000	—
— le Sénégal	543,000	—
En 1884, pour le Gabon	20,000	—
— Tahiti	106,000	—

Pierres et terres siliceuses et alumineuses. — Le kaolin (silicate d'alumine), a été signalé dans plusieurs de nos possessions. Dans le Cambodge, les carrières de cette argile se rencontrent dans le haut Mékong. On cite ce produit naturel au Tonkin et en Cochinchine. L'Inde française en a fourni à l'Exposition coloniale plusieurs échantillons : kaolin nacré, ferrugineux, etc.

Cette même Exposition en contient provenant du Sénégal. Elle en possède aussi de la Guyane, avec du feldspath orthose, laminaire, blanc, propre à servir de couverte à la porcelaine. Enfin, on y voit des kaolins ferrugineux de la Nouvelle-Calédonie.

Ajoutons à cette liste Madagascar, où se rencontrent, d'après M. Simonin, des sables de verrerie et du kaolin, provenant de la désagrégation des granits. M. Laborde avait même établi, près de Tananarive, une fabrique de verre et de porcelaine, qui a fonctionné quelque temps.

Des briqueteries et des poteries se trouvent à peu près dans toutes nos colonies. Au Tonkin, la principale fabrique de poterie commune est située près d'Hanoï, et la terre du delta est utilisée pour confectionner des briques de bonne qualité. En Cochinchine, elles sont fabriquées partout par les Chinois à l'aide de moyens primitifs. Importé de France en Cochinchine (1883) 55,675 pièces pour 1600 francs.

L'Exposition coloniale possède de cette localité plusieurs spécimens de poteries, de briques annamites pour constructions, de terre préparée avec de l'argile, du charbon pilé, du papier haché, pour la fabrication des briques réfractaires, de briques du pays et de la matière première argileuse, enfin de creusets et d'argile ocreuse ayant servi à leur confection.

Pour l'Inde, cette Exposition montre de l'argile plastique blanche et de l'argile à poterie, soit brune ou micacée.

L'Exposition du Sénégal, à Anvers, avait envoyé des briques du pays, faites dans les environs de Saint-Louis. Néanmoins, l'importation de France est considérable. Elle a été, pour 1883, de 3,362,950 pièces, d'une valeur de 154,260 francs.

La Réunion en a reçu, la même année et de la même provenance, 147,174 pièces, pour 7,025 francs.

Les terres, à Nossi-Bé, dans certaines parties de l'île, sont très propres à ces fabrications et devraient être mises à profit.

Il en faut dire autant de la Guyane, où ces industries pourraient être plus développées. Importé de France en 1883, 388,060 pièces, pour 18,764 francs.

Elles sont assez prospères à la Martinique et à la Guadeloupe ; ce qui n'a pas empêché l'importation (de France, en 1883) de s'élever, pour la première, à 32,274 francs, et pour la seconde, à 58,228 francs.

Terre comestible. — L'Exposition coloniale montre une terre que les Kanaques mangent. Plusieurs peuplades, en divers points du globe, et dans nos possessions notamment, trompent ainsi leur faim en se lestant l'estomac d'une argile absolument privée d'éléments nutritifs. Si l'on se réfère à une note de l'ouvrage de M. Bouinais sur la Guadeloupe, cette habitude ne serait pas due essentiellement à un besoin physique, non plus qu'à une aberration stomacale maladive et individuelle, mais à la propriété même de l'espèce d'argile. « Signalons, est-il dit dans cette note, la singulière propriété qu'a l'*argile stéatiteuse* de provoquer une appétence irrésistible de terre, appelée *géophagie.* » Dans les Indes néerlandaises, à Bornéo, on vend sur les marchés, sous forme de gâteaux, une terre comestible consistant en une argile schisteuse carbonifère, dont les Javanais et les Malais sont friands, bien qu'elle détermine chez eux plusieurs maladies. L'opinion du pharmacologiste Guibourt, sur le rôle nutritif de matières organiques contenues dans ces terres et provenant de végétaux détruits, me semble peu admissible, bien qu'elle soit adoptée par certains auteurs. Singulier aliment, si même il existe là, que ce détritus suspect, qui n'empêche pas les Nouveaux-Zélandais, par exemple, de recourir à la moelle amère des fougères, un genre de nourriture qui les excuse, disait plaisamment Ad. de Jussieu, d'être un peu anthropophages ! La question de la terre comestible est à élucider chimiquement et physiologiquement.

Sels alcalins et alcalino-terreux solubles. — *Sel.* — En tête des matières salines proprement dites de la géologie appliquée (dont il faut ici distinguer les sels terreux insolubles, rangés parmi les pierres, exemple carbonate de chaux, et les sels solubles des métaux lourds, tels que le sulfate de cuivre, décrits avec leurs métaux respectifs), il faut mettre le sel (chlorure de sodium), qui peut provenir des eaux de la mer (sel marin) ou être extrait du sol (sel gemme).

Nous ne voyons indiqué du sel gemme qu'au Sénégal. L'Exposition coloniale en possède un échantillon du marigot des Maringouins, sans autres renseignements.

Quant au sel marin et aux salines, toutes nos possessions tropicales en sont pourvues. A Saint-Pierre et Miquelon, le climat est trop froid et trop humide pour qu'on puisse songer à l'évaporation spontanée des eaux de la mer. La moyenne annuelle est de 5°,2, celle de l'hiver 3°,2, et celle de l'été 13°,8; les brumes y sont fréquentes et de longue durée, l'hygromètre ne descend guère au-dessous de 85°, corespondant à 0,69 d'humidité; l'air est donc toujours voisin de son point de saturation. (A. Gautier, pharmacien de la marine.) Cependant, il faut du sel en grandes quantités pour la conservation des morues que l'on pêche dans ces parages. Cette denrée vient de divers points. La plupart des navires (Voy. *Notices coloniales*), armés au long cours, à destination de Saint-Pierre, font escale à Cadix, pour s'y approvisionner de sel. Il en vient depuis trois ans de Runcorn, au-dessus de Liverpool, dans la Mersey. Le marché de Sétuval paraît abandonné. Dans le courant de l'année 1884, il est arrivé d'Arzew (Algérie), un navire chargé de 200,000 kilogr. d'excellent sel.

En 1884, le sel de pêche importé de France a été de 15,060 tonnes, représentant une valeur de 978,946 francs. Celui importé de l'étranger a été presque égal, 14,803 tonneaux, pour 962,251 francs.

En 1867 (Voy. *Notices coloniales*, t. III, p. 624), on avait recherché le moyen de fabriquer le sel sur place, par le refroidissement de l'eau de mer. On la faisait congeler en hiver dans de grands bassins, on enlevait la glace, et l'on évaporait l'eau-mère par la chaleur pour faire cristalliser le sel. Pendant l'hiver de 1867-1868, on a obtenu de cette manière 4,000 kilogr. de sel de bonne qualité, mais avec des peines si grandes et des frais tels que cette fabrication n'a pas été continuée.

En Extrême-Orient, notre protectorat de l'Annam renferme quelques salines, exploitées pour le compte des Chinois, au fond des baies de Qui-Nhon et de Nuoc-Ngot; elles donnent un sel blanc d'excellente qualité, qui est le principal article d'exportation de ces ports. A l'Exposition d'Anvers, du sel marin de l'Annam figurait dans la classe 42.

En Cochinchine, des salines sont installées à Bac-Lieu, Soctrang et Baria, et traitées de la même façon qu'en France. L'Exposition coloniale en possède des échantillons, envoyés en 1878 par Giang-

Lam-Quan, de Soctrang. Le catalogue de cette Exposition fait connaître le prix de revient de cette exploitation. La mise en œuvre de 100 hectares de tables, soit 250 hectares de terrain, nécessiterait un capital de 400,000 francs environ et rapporterait près de 30 p. 100 dans les bonnes années, qui sont les plus ordinaires.

A l'Exposition permanente se trouvent des échantillons de sel marin provenant de l'Inde française.

Le sel alimentaire employé dans l'Inde anglaise comprend, outre le sel marin, celui de lac et de terre saline, plus du sel gemme de Punjob. Autrefois, les régions des côtes consommaient le sel marin des usines locales, aujourd'hui il est importé en quantités considérables et comme fret, de Liverpool, représentant une valeur de 15 millions de francs. Le revenu annuel du sel dans l'Inde anglaise pour le gouvernement, qui en a le monopole, est de plus de 7 millions de livres sterling (175 millions de francs).

Le Sénégal, où nous avons signalé plus haut le sel gemme, avait également envoyé, en 1878 à l'Exposition, des sels marins de Gandiole, de N'diago, de N'diadioun et de Diaoudoun.

Ce même catalogue des produits des colonies françaises à l'Exposition de 1878 indique les sels marins de Saint-Louis (île de la Réunion) avec cette note : la colonie fabriquait autrefois bien au delà de sa consommation, mais le prix élevé de la main-d'œuvre a fait renoncer en grande partie à cette industrie ; le sel est apporté sans grands frais sous forme de lest.

En 1861, Hugoulin en avait conseillé et indiqué la fabrication dans les usines et dans les ménages.

Parmi les industries que M. Soleillet conseille d'entreprendre à Obock, le sel est mentionné en première ligne. Car de grands espaces peuvent y être convertis en salines ; et l'on sait l'importance commerciale du sel en Afrique. Les populations abyssiniennes, déjà clientes du marché d'Obock, cesseraient d'être, pour ce produit, tributaires du Tigré.

C'est le Sahara, comme le fait observer M. de Crozals, qui possède surtout en abondance du sel, généralement pur. Cette immense région, déshéritée par ailleurs, est l'inépuisable grenier à sel du riche Soudan.

L'île de Saint-Martin, dépendance de la Guadeloupe, possède des salines importantes. Des navires viennent de la baie de la Grande

Case, qui offre un bon mouillage, y chercher le sel que fournissent les deux étangs salins près du rivage. Une Société franco-hollandaise exploite l'immense saline de la partie hollandaise, située en arrière de la ville de Philisburg.

Les salines qui existaient à Saint-Barthélemy sont aujourd'hui abandonnées.

A Anvers, figuraient des échantillons de sel, provenant des salines du quartier d'Orléans à Saint-Martin, exposés par les héritiers Beauperthuy. — Cependant, l'exploitation de la saline assez considérable de Chevrise, située sur le rivage de l'anse d'Orléans, a dû être abandonnée, les navires ne trouvant pas d'abri sur cette côte battue par les vents d'est.

A cette même exposition se trouvait du sel fabriqué à Nouméa et envoyé par M. Bau, colon, sans autre indication.

Carbonate de soude. — Le carbonate de soude est produit naturellement dans certaines de nos colonies. L'Exposition permanente possède un échantillon de terre à soude de l'Inde française. On en a exporté dans les autres colonies françaises, en 1883, pour une valeur de 2,280 francs.

Elle en possède aussi de l'île de la Réunion (étang de Saint-Paul, terres basses de Savanna), de même que le carbonate qui en provient. Hugoulin a publié en 1862, dans la *Revue maritime*, un article sur l'exploitation de ce gisement. Il occupe 20 hectares environ d'un terrain sans culture, qui se recouvre, dans la saison sèche, d'efflorescences cristallines de natron. On peut les balayer et les recueillir. Le lessivage de la terre a donné un salin contenant 90 p. 100 de carbonate de soude. D'après Hugoulin, le natron serait produit ici, non par réaction chimique, par exemple, celle du chlorure de sodium sur le carbonate de chaux, mais par l'infiltration et l'évaporation de sources minérales alcalines, comme il en existe à Salazie. Le projet d'industrie qu'il avait proposé consistait en une simple récolte des efflorescences en favorisant leur formation. A cet effet, il fallait dénuder, niveler le terrain et l'arroser par intervalles pendant la saison sèche. Un mètre carré de surface lui ayant fourni expérimentalement plus d'un kilogramme de salin, cela ferait 200 tonnes pour les 20 hectares exploitables, et qui paraissent inépuisables. Ce produit local aurait pu permettre à l'industrie du savon de se soutenir dans la colonie ; il peut être utilisé pour le lessivage du linge ; enfin, on pourrait l'expédier à Marseille, après l'avoir purifié par calcination et dissolution.

Le catalogue de l'Exposition de 1878 ne donne aucun détail accompagnant les échantillons précités ; et celle d'Anvers n'en fait pas mention, de telle sorte que le projet en question semble ne pas avoir eu de suite, ou n'a pas été industriellement réalisé.

Nitre. — Il existe jusqu'à des mines de nitre au Tonkin, on en a compté une vingtaine, qui ont été abandonnées. C'est un produit trop précieux pour qu'on n'y revienne pas, dès que les circonstances le permettront.

Des gisements de nitre ou salpêtre se trouvent aussi dans le Cambodge, à Pnomsa, à 6 kilomètres de Kampot.

Enfin, l'Inde française avait envoyé à l'Exposition de 1878 du salpêtre cristallisé du pays.

L'Inde anglaise en renferme d'importants gisements dans l'est du Bengale. Il se présente en fines efflorescences à la surface du sol. Les terres salpêtrées sont traitées par lixiviation, et le nitrate de chaux qui accompagne le nitre est transformé en ce dernier (nitrate de potasse) par filtration à travers des couches de cendres de bois, ou carbonate de potasse impur. On le purifie par des cristallisations.

La question du nitre est ici fort intéressante ; il n'est pas douteux qu'elle ne soit élucidée un jour par nos pharmaciens de la marine, en Extrême-Orient. S'agit-il de nitrate de soude, comme au Pérou ? Est-il mélangé d'iodate et de bromate, provenant, comme l'azote organique, d'une oxydation par un organisme microscopique, qui se fait avec plus d'intensité aux tropiques que dans les pays tempérés ? Il doit y être resté du chlorure de sodium, indice de l'intervention des eaux marines, pour la double décomposition du nitrate de chaux, ainsi que des phosphates (dans le voisinage), témoins d'une origine animale (Muntz).

Alun. — L'Exposition permanente offre aussi un échantillon d'alun de roche, provenant de l'Inde française.

Sulfate de magnésie. — Et du sulfate de magnésie, fabriqué avec la dolomie de Trichenapoly. Cette dolomie, riche en carbonate de magnésie, avait permis à Jules Lépine, alors chargé du service pharmaceutique de la marine à Pondichéry, de faire cette préparation d'une façon économique.

Potasse. — A l'Exposition d'Anvers, je citerai un échantillon de potasse, employée comme savon et comme médicament, provenant de la Guinée (Porto-Novo).

De la potasse impure, provenant de l'incinération des feuilles de palmier avait été envoyée à l'Exposition de 1878 par le Comité de Saint-Denis (la Réunion).

Eaux minérales naturelles. — Les eaux minérales naturelles de nos diverses possessions coloniales sont nombreuses et variées. Leur analyse a été faite par les pharmaciens de la marine (qui ont également analysé les eaux potables), et ce sont les médecins du même corps qui les ont expérimentées thérapeutiquement. Celles qu'on a le mieux étudiées sont les eaux de la Martinique, de la Guadeloupe et de la Réunion. Ces îles volcaniques possèdent plusieurs sources thermales alcalines ou sulfureuses.

Eaux acides non gazeuses. Nous n'avons pas à signaler dans nos colonies d'eaux acides non gazeuses, telles qu'on en voit au volcan de Java, minéralisées par de l'acide sulfurique, et en Toscane, où des lagonis tiennent de l'acide borique en solution. Toutefois, M. le professeur Carpentin a analysé l'eau du Matouba, alors qu'il était chargé du service pharmaceutique à la Guadeloupe, et il a démontré que l'acide sulfurique constituait presque entièrement son principe minéralisateur. Cette source jaillit au pied septentrional du morne Nez-Cassé, à 1,063 mètres d'altitude. Elle dépose beaucoup de soufre et marque 53° centigrades, la température de l'air ambiant étant de 18°. On l'emploie contre diverses maladies de la peau et des organes de la respiration.

Eaux acidules gazeuses alcalines. — Les différentes sortes d'eaux acidules gazeuses sont représentées dans nos colonies.

En premier lieu, il faut citer les eaux alcalines, dont le type est l'eau de Vichy.

A l'île de la Réunion, on connaît plusieurs sources bicarbonatées mixtes ferrugineuses, dont les principales sont celles de Salazie et de Cilaos, les deux seules qui ont donné lieu à la formation d'établissements thermaux. La première a été étudiée successivement, au point de vue chimique, par MM. Le Pivain, Marcadieu, Delavaud, Paul Bories et Delteil. Elle est située à 872 mètres d'altitude, sa température est de 32°, et son débit de 900 à 1300 litres par heure. Ses principes minéralisateurs les plus importants sont : le bicarbonate de soude 0gr,535 et celui de fer 0gr,018, de l'acide carbonique libre 1gr,08, par litre. La température de l'air varie de 6 à 28°, sa moyenne est de 20°36. Cette eau est surtout administrée pour traitement interne.

Les eaux thermales de Cilaos forment cinq à six sources, à 1114 mètres au-dessus de la mer. Leur température varie de 29°5 à 39°7, leur débit est abondant, on en peut utiliser 10,000 litres par heure. Vauquelin en fit le premier l'analyse en 1829. D'après celle récente de Bories, l'élément principal, le bicarbonate de soude, y serait dans la proportion de 0gr,553 ; le bicarbonate de fer dans celle de 0gr,034 ; acide carbonique 1gr,506. Moyenne de la température annuelle des lieux, 19°11. Il y fait froid en hiver (juillet, août), le thermomètre descend à zéro. — L'eau de Cilaos est, contrairement à la précédente, employée principalement sous forme de bains. La source la moins chaude (29°5) sert de buvette, et elle est utilisée aux repas en guise d'eau de Seltz. Un peu au-dessus, se trouve une source froide, délaissée à tort par les malades, et qui renferme les mêmes éléments que les sources chaudes.

Les eaux acidules-alcalines-ferrugineuses de Salazie et de Cilaos sont plus faibles, environ dix fois, que celles de Vichy ; elles se rapprochent davantage par leur proportion de bicarbonate de soude des eaux du Mont-Dore.

A Madagascar, de semblables eaux thermales ont été recueillies autrefois par le Dr Milhet-Fontarabie, aujourd'hui sénateur : elles sont employées par les insulaires dans le traitement des maladies du foie.

Nous trouvons des eaux minérales de même nature à la Martinique, dont l'hydrologie a été faite d'une manière complète par le Dr Sambuc, actuellement pharmacien-professeur de la marine. Ses mémoires ont été publiés dans les *Archives de médecine navale*. Citons :

1° L'eau de la *Fontaine-Absalon*. Cette source, située au fond d'une des ravines qui descendent du massif des Pitons de Fort-de-France, a une altitude de 370 mètres, et sa température est de 37°.

C'est une eau qui se rapproche aussi de celle du Mont-Dore par la nature et par la proportion de ses principaux éléments : gaz carbonique 0gr,8, bicarbonate de soude 0,29, bicarbonate de chaux, 0,7, bicarbonate de fer 0,02.

2° L'eau de la *Fontaine-Didier*. Sa température est de 34°. Elle contient : acide carbonique libre 0,33 ; bicarbonate de soude 0,20 ; bicarbonate de fer 0,020 ; autres bicarbonates, de chaux et de magnésie, 1,00.

Ces deux stations constituent les eaux des Pitons, elles possèdent des établissements confortables.

3° L'eau de la *Fontaine-Chaude* au Prêcheur, sur la pente occidentale de la montagne Pelée, gigantesque cône de 1350 mètres situé au nord de la ville de Saint Pierre. C'est la seule des nombreuses sources thermales de ce lieu qui ait été captée. Son altitude est de 184 mètres, sa température, de 37° 5. Acide carbonique libre 0gr,2, bicarbonate de soude 0,13, de fer 0,004, de chaux, de magnésie, 0,14 ; en somme, ferro-alcaline-acidule faible, analogue à l'eau de Néris.

La Guadeloupe, bien que sa constitution géologique soit la même que celle de sa sœur la Martinique, tout en s'en distinguant, parce que l'un de ses volcans (la Soufrière) est encore en activité, ne présente guère de sources acidules, tandis qu'elle est riche en eaux sulfureuses, contrairement à la précédente.

Eaux calcaires incrustantes. — A la classe des eaux acidules gazeuses appartiennent les eaux calcaires incrustantes, dont le type est la fontaine de Saint-Allyre.

L'île de la Réunion en offre de telles. Elles sont fréquentes dans les cirques de Cilaos et de Salazie. La plus remarquable était celle du Grand-Sable, qui a disparu aujourd'hui à la suite de l'éboulis du Gros-Morne. Leurs dépôts sont presque entièrement formés par du carbonate de chaux, environ 90 p. 100.

Une source incrustante a été aussi trouvée à Nossi-Bé, par Herland.

Eaux acidules ferrugineuses. — En troisième lieu viennent, dans la même classe, les eaux ferrugineuses, où dominent le gaz carbonique et le fer, tantôt froides, à l'instar de celles de Provins, tantôt chaudes, comme à Bourbon-l'Archambault. Leur saveur est atramentaire, leurs dépôts sont ocracés.

Il existe un grand nombre d'eaux acidules ferrugineuses froides à l'île de la Réunion. Telles sont celles de Saint-François, que nous avons analysées vers 1854, et qui contiennent 0gr,02 de bicarbonate de fer par litre; de Saint-Gilles *(sources Laperrière* et *Goulfray)*, renfermant 0g,014 de ce même bicarbonate. Toutes ces eaux sont chargées, en outre, de chlorure de sodium et de sels de chaux et de magnésie. Elles ne sont pas susceptibles de conservation.

A la Martinique, la *source de Moutte* est située à la limite de la région des Pitons, là où les couches sédimentaires ont été soulevées, non traversées, par les roches volcaniques, et elle sort de couches argilo-schisteuses. Son altitude est de 50 mètres. Température 30°, celle ambiante étant 26°. Elle est ferro-gazeuze, a une saveur d'encre; sa composition la rapproche des eaux de Spa, de Provins et même d'Orezza, qui est la plus riche en fer et en gaz carbonique. Acide carbonique libre, 0gr,78; bicarbonates de chaux et de magnésie, 0,15; de fer, 0,10. Cette source mériterait d'être mieux entretenue et plus fréquentée.

La Guadeloupe possède aussi des eaux ferrugineuses, notamment dans la commune de Sainte-Rose, à peu de distance de Sofaïa.

Les eaux minérales de Tahiti signalées jusqu'ici sont exclusivement ferrugineuses. Leur analyse a été faite par Lépine, pharmacien de la marine. Dans le lit même de la rivière qui traverse la ville de Papeete, sourd une fontaine qui contient 0gr,07 de bicarbonate de fer (par litre).— C'est surtout dans la presqu'île que ces sources ferrugineuses sont répandues. Les plus riches sont à Toahutu (0g,14 de bicarbonate de fer) et à Vaiau (0,09). Toutes ces eaux sont froides (v. Bourru, in Dict. Dech., art. *Tahiti*).

Eaux salines. — Eaux salées. — Dans la classe des eaux salines se trouvent des eaux ferrugineuses sulfatées, des eaux séléniteuses, des eaux magnésiennes, par exemple, celle de Sedlitz; enfin des eaux salées, dont le type est l'eau de mer. Ce dernier genre seul a des représentants dans nos colonies.

Nous citerons, pour la Martinique, les *sources* chlorurées *de la Reinty*, baie de Fort-de-France, et celles, également chlorurées, *de la Frégate*, au François. M. Sambuc a étudié, parmi les premières, la *source de l'Espérance*, la plus estimée et la plus thermale, 47°,6. Son altitude est nulle. Elle renferme : acide carbonique, 0,02; chlorure de sodium, 7,91; chlorures de potassium, de magnésium, de calcium, 2,28; bromure de magnésium, 0,007; bicarbonates, en faibles proportions, etc. C'est une eau chlorurée sodique forte et bicarbonatée calcique, analogue à celle de Balaruc, par exemple. Sa valeur thérapeutique est grande d'après sa composition, il conviendrait de l'utiliser sérieusement.

La *source de la Frégate*, au niveau de la mer, température : 32°, celle de l'air 29°,5. Peu d'acide carbonique libre; chlorure de sodium, 0gr,98; autres chlorures, 0,37; sulfate de chaux, 0,27; bicarbonates en petite quantité. C'est une eau chlorurée sodique faible, se rapprochant de l'eau de Luxeuil. Elle devrait, comme la précédente, être plus employée.

C'est la Guadeloupe qui se fait remarquer, parmi nos colonies, par le grand nombre de ses eaux salées, les unes faibles, les autres fortes, avec ou sans dépôt ferrugineux.

Nous citerons, pour les eaux salines faibles, les suivantes: *Bains du Curé*, dans l'anse du Pigeon, marquant 40°; trois sources dans le lit de la *Rivière bouillante*, coulant à travers des terrains argileux compacts, et dont la température est de 47°,5; 37°,5 et 39°,5, inodores, incolores, d'une saveur piquante; *eaux de Dolé*, plusieurs petits filets paraissant provenir d'une source commune, les uns recueillis dans le *Bassin de la Digue*, et, à leur sortie de terre, ayant 33° centigrades, les autres se dirigeant vers le *Bassin Cappés*, 38°,5; enfin, dans la ravine à l'ouest de Dolé, plusieurs sources thermales connues sous les noms de *bassins Plainier*, d'*Amour*, *Avocat*, *Mangot*, presque toujours mêlées d'eaux froides.

Les eaux salines fortes de la Guadeloupe sont: eaux de *la Fontaine bouillante à la lame*, au niveau de la haute mer et souvent couvertes par la lame. A basse mer, le sable et les roches sont fortement échauffés à plusieurs mètres autour d'elle, et l'eau jaillit pour peu qu'on creuse. Sa température est de 100° centigrades, elle est moins salée que l'eau de mer et contient un peu de magnésie. — *Eaux du Paléturier :* même commune, à 300 mètres du rivage, semblent être mélangée d'eau de mer, 90°. — *Bains chauds Beauvallon*, à 960 mètres d'altitude, sur le chemin du Camp-Jacob à la Soufrière, très fréquentés des touristes de la Solfatare. — Eaux de *l'habitation Bellevue*, dans la commune de Bouillante, à 197 mètres, de 36°,7.

Enfin, il y a des eaux salines fortes, avec dépôts ferrugineux contenant plus de 50 p. 100 de peroxyde de fer. Telles sont les *Bains Jaunes*, sur le plateau du Gommier, à 932 mètres, marquant 50° et déposant avec le fer de la silice en assez forte proportion (18 p. 100).

M. Cuzent, pharmacien de la marine, a analysé l'eau thermo-minérale de la *Ravine chaude du Lamentin*, à 23 kilomètres de la Pointe-à-Pître. Température 33°, quantité de sels faible ; eau sous-saline chloro-sulfatée, avec traces de fer, d'iode et de brôme, analogue à celle de Saint-Gaudens des Pyrénées. Elle est trop négligée encore.

Faut-il placer dans cette catégorie les eaux thermales observées, il y a longtemps, par M. Bonnet, médecin de la marine, à la Nouvelle-Calédonie, dans une partie de la baie du Sud qu'elles caractérisent, eaux qu'il n'a pu qu'essayer incomplètement ? Le terrain est argilo-ferrugineux et recouvert, aux places où sourdent les eaux, d'efflorescences salines. La température de ces sources est de 32° à la surface, de près de 40° à une certaine profondeur. Plus loin, se trouvent des eaux à saveur atramentaire (v. *Rev. algér. et col.*, 1860).

Aux îles Marquises, Lépine a publié dans les *Nouvelles Annales de la Marine et des Colonies*, en 1850, l'examen de quelques eaux minérales de Nuhiva. Les chiffres qu'il donne, soit 0,50 seulement de matières fixes, semblent indiquer que l'on n'a affaire qu'à des eaux ordinaires.

Eaux sulfureuses. — La classe des eaux sulfureuses comporte deux genres : les eaux primitives, les seules connues dans nos possessions coloniales, et qui ont pour types celles des Pyrénées ; et les eaux secondaires, telles qu'à Enghien, où le sulfure est dû à la réduction ou désoxydation du sulfate de chaux par des matières organiques.

A la Réunion, tandis que les eaux acidules-alcalines (de Salazie et de Cilaos) et les sources incrustantes semblent sortir des contreforts du Piton-des-Neiges, les sources sulfureuses, dont il nous reste à parler, sortent du massif des remparts du Brûlé-de-Saint-Paul. Celles-ci, plus nouvellement connues, ont été analysées pour la première fois, par moi, en 1855 (*Moniteur de la Réunion*, 3 fév. 1855). Au Bras d'Oussy, dans la rivière des Galets, se trouve une première source sulfureuse, assez insignifiante, dont les eaux du ruisseau, presque au même niveau, doivent altérer la nature.

La source de Mafat est la seule importante et qui soit utilisée. Située à 20 kilomètres de la route, dans le lit de la rivière des Galets, on y arrivait, à partir de l'habitation de M. Troussail, qui le premier l'a signalée, après six heures de marche dans des sentiers vertigineux. Nous avions trouvé, pour l'altitude de ce lieu, 670 mètres, soit plus exactement, d'après de nouvelles mesures par Maillard, 682 mètres. Température 30°, celle de l'air étant, à deux heures, de 18°, et, à six heures du matin, de 14°. Elle nous avait fourni 410 litres par heure. Odeur d'hydrogène sulfuré, légèrement alcaline; dépôts de soufre tapissant des conferves aux alentours. A l'analyse, sulfure sodique, 0,0076; sel de fer.

Depuis, l'analyse en a été faite dans de meilleures conditions par feu le Dr Paul Bories, pharmacien de deuxième classe de la marine, à qui on doit un travail d'ensemble sur les *Eaux minérales de Bourbon* (1862). Son degré sulfhydrométrique, que j'avais trouvé de 3°,4, est, d'après ce chimiste, de 3°,1. En 1876, M. l'ingénieur des mines Debette fit de nouveaux et importants travaux, mit à nu le griffon de la source et, parvenant à la capter, porta son débit à 915 litres à l'heure. Son degré sulfhydrométrique s'éleva à 4°. Elle est minéralisée non seulement par le soufre uni au sodium, mais encore, selon Bories, par des sulfures de fer et de manganèse; il faut y admettre, en outre, de l'hydrogène sulfuré libre qui, en se dégageant, abaisse promptement son titre de 1 à 2 degrés. Cependant ces eaux se conservent assez bien dans des bouteilles pleines et bien bouchées. Elles ont de l'analogie avec les sources pyrénéennes de Cauterets et d'Amélie.

Bien que la route ait été améliorée, elle est encore bien périlleuse, dit M. Delteil (*Arch. de Méd. nav.* 1881), et il faut avoir bien envie de recouvrer la santé pour aller habiter pendant plusieurs mois un lieu si triste, trou perdu au fond d'une rivière mugissante.

On vient de découvrir (v. *Not. col.*, 1885), à 5 ou 6 kilomètres en amont de Mafat, une source qui paraît être plus chaude, plus abondante et plus sulfureuse que celle-ci, mais elle n'a pu être encore suffisamment étudiée.

Comme, d'autre part, nous lisons dans le catalogue de l'Exposition de 1878 que, dans le fond presque inaccessible du Bras-Rouge, le thermomètre accuse 48° (pour une source de même nature que celle de Cilaos), il semble que la thermalité augmente avec le rapprochement du foyer de l'ancien volcan éteint.

Il n'est pas douteux qu'il n'existe à Madagascar des eaux thermales sulfureuses, mais elles sont à peine indiquées jusqu'ici. M. Simonin les cite dans la *Revue maritime et coloniale* de 1862, en disant qu'elles atteignent parfois le point d'ébullition. M. Alf. Grandidier en parle aussi pour la province du centre, Imérina; elles sont situées dans le nord-ouest de Tananarive.

A Nossi-Bé, Herland en a découverte une de cette nature en 1850. Il en existe une également dans notre nouvelle possession d'Obock.

Il est remarquable que nulle eau sulfureuse ne soit signalée, notamment dans le travail d'ensemble de M. Sambuc, à la Martinique, tandis que ces eaux dominent l'hydrologie thermale de la Guadeloupe.

J'ai déjà parlé de l'eau du *Matouba* en tant qu'acide non gazeuze, minéralisée, selon M. Carpentin, par l'acide sulfurique. Elle doit être originairement sulfhydrique et a été altérée par l'air avec formation d'acide sulfurique et d'un dépôt de soufre. Il est dit dans le catalogue de l'Exposition coloniale qu'elle ne contient qu'une très faible quantité de sulfure de calcium. Celui-ci serait le témoin de l'origine sulfhydrique. Si sa présence n'était pas confirmée, on pourrait vraisemblablement admettre, pour l'eau du Matouba, une origine semblable à celle des eaux acides analogues, c'est-à-dire l'oxydation de l'acide sulfureux, et avec d'autant plus de raison qu'elle est située non loin de la Soufrière: on sait que les solfatares dégagent continuellement du gaz sulfureux à travers les fissures des rochers environnants.

La *source de Sophaïa* est située, au contraire, à une grande distance au nord de la Soufrière, dans la commune de Sainte-Rose. Sa température est de 31°. Elle contient une assez forte proportion d'hydrogène sulfuré.

M. le Dr Duvigneau, pharmacien de la marine, a donné l'analyse d'une source sulfureuse froide (24°) découverte, en 1868, à *Saint-Charles*, à 4 kilomètres de la Basse-Terre. Elle contient de l'acide sulfhydrique libre 0gr,018, du sulfate et du silicate de chaux et de petites quantités de chlorures divers, de la barégine.

D'après cet aperçu sur les eaux minérales de nos colonies, on peut constater les lacunes à combler dans leur recherche et dans leur étude, du moins pour nos nouvelles possessions. A l'Exposition coloniale, en 1878, figuraient celles de la Martinique, de la Guadeloupe et de la Réunion. Ces dernières seules avaient été envoyées à l'Exposition universelle d'Anvers, savoir : Eaux de Mafat sulfureuses ; eaux de la source bicarbonatée mixte de Mafat (nous n'avons aucun renseignement sur celles-ci, peut-être a-t-on mis par erreur Mafat au lieu de Cilaos), par M. Lefèvre (de Saint-Paul) ; par M. Laroche (de Saint-André) : eau de Salazie ; par M. Merlo (de Saint-Louis) : eaux de Cilaos.

Ce n'est pas que ces eaux minérales, souvent utiles par leur thermalité, soient d'une parfaite conservation et puissent faire l'objet d'une exportation, mais ces envois aux expositions nous apprennent les ressources locales de nos colonies rendent inutiles les importations correspondantes ou, mieux encore, des rapatriements onéreux.

D'ailleurs, une réflexion semblable peut être faite pour tous les produits minéraux que nous venons de passer en revue. On sait, pour telle richesse naturelle, quelle est la colonie la plus favorisée, et quel parti on en peut tirer, soit pour l'exportation, en tenant compte du fret (depuis 40 jusqu'à 100 francs la tonne pour l'Europe), soit pour l'exploitation manufacturière sur place, selon le prix local, fort variable, de la main-d'œuvre. Celle-ci, abondante et d'un bon marché remarquable dans nos possessions d'Asie, est, au contraire, fort chère dans nos îles des autres parties du monde, et, de plus, rare ou d'un faible rendement, ce qui nécessite une immigration de travailleurs.

Eaux minérales artificielles. - Il est une petite industrie que ne mentionnent pas d'une manière spéciale les *Notices coloniales,* et qui n'était pas rappelée à l'Exposition d'Anvers : c'est la fabrication des eaux minérales artificielles et particulièrement des eaux gazeuzes. Celles-ci constituent presque un besoin dans les pays chauds, pour réveiller la paresse stomacale. Les diverses sortes d'appareils pour la production du gaz carbonique sont nombreuses. Dans les plus petits, tels que celui de Briet, portatifs et à l'usage des familles, on fait réagir l'acide tartrique et le bicarbonate de soude. Dans ceux, plus ou moins perfectionnés, où l'on opère en grand, on emploie générale ment l'acide sulfurique et la craie.

Ce sont ces appareils ainsi que les matières premières qui sont importés dans nos colonies, où se fait la fabrication. Au Tonkin, où sans doute cette industrie ne s'est pas encore implantée, on a dû importer les eaux toutes préparées. Du moins trouve-t-on dans les tableaux des importations pour ce pays, au port d'Haï-phong :

1883. — Eaux gazeuses, provenance : Chine...........	22,852 bout.
1884 (neuf premiers mois). — Eaux gazeuses et limonades, provenance : Chine........................	24,373 —
1884 (neuf premiers mois). — Eaux gazeuses et limonades, provenance : Saïgon......................	2,948 —

Importation totale calculée pour 12 mois, en 1884 : 36,428 bouteilles, valeur (à 0 fr. 20 la bouteille), 7,286 francs.

La Martinique, en 1883, a exporté, en limonades gazeuses, dans les autres colonies françaises, 2,850 litres pour une valeur de 1366 francs, et à l'étranger 20,564 litres pour 10,520 francs.

Glace. — La glace est tout à la fois désirable et difficile à se procurer dans les pays chauds. Elle est naturelle ou artificielle, et susceptible d'être transportée sur des navires disposés à cet effet. Nous ne voyons pas toutefois dans les *Notices coloniales* mentionnée l'importation de cette denrée, si ce n'est pour la Martinique, qui en a reçu en 1883, par navires étrangers (des États-Unis), 1,251,000 kilogrammes pour une somme de 41,250 francs.

Ces mêmes *Notices* nous apprennent ce qui a trait aux usines à glace de la Cochinchine, à Saigon. La difficulté tient à la température trop élevée (28°) de l'eau courante destinée à la condensation des réfrigérants. La première installation, qui date de 1870, fonctionnait par l'évaporation dans le vide de l'éther et sa condensation par compression. Mais la fabrication fut suspendue, ne donnant pas de bénéfices, malgré le prix élevé de la glace, jusqu'à 1 fr. 50 le kilogr.

Un second essai, basé sur la détente de l'air comprimé, ne fut pas plus heureux, bien que le prix du kilogramme de glace pût être abaissé à 55 centimes.

Aujourd'hui, il existe en Cochinchine une usine à glace fonctionnant avec deux machines du système Carré, à ammoniaque, d'une production de 1500 kilogr. par jour. La température de l'air ambiant et de l'eau, qui n'est jamais au-dessous de 29°, fait que ces machines ne donnent que la moitié de leur production ; aussi la glace est-elle encore à un prix assez élevé, 35 centimes le kilogramme. L'usine n'atteint plus aujourd'hui la moyenne de consommation prévue pour son outillage.

A l'île de la Réunion, de la glace naturelle est fournie par la glacière du Grand-Bénard, située à l'altitude de 2,546 mètres ; mais on comprend qu'il soit onéreux de l'aller chercher à ces hauteurs.

C'est pourquoi Hugoulin, en 1862, avait proposé dans cette colonie la préparation de la glace artificielle. Il préconisait, en attendant mieux encore, le système Carré au gaz ammoniac au lieu de celui à l'éther, et donnait aussi la préférence à la fabrication en grand pour le public sur celle en petit exécutée dans les familles. D'après son devis, le prix du kilogramme n'aurait été que de 7 centimes 1/2 et la consommation de plus de 2,000 kilogr. par jour dans la seule ville de Saint-Denis. — Quelle suite a été donnée à ce projet ?

Il existe à la Guadeloupe une glacière naturelle et une artificielle. Les *Notices coloniales*, qui donnent cette indication, ne nous renseignent pas autrement.

La glace n'y est, en outre, mentionnée que pour la colonie de Tahiti. Il est dit que l'on y compte, entre autres usines, une à fabriquer la glace, et qu'un industriel en organise une autre, en vue surtout de la conservation des viandes fraîches ; que ces industries, d'ailleurs, sont au nombre de celles qui ont quelques chances de succès dans l'état actuel de la colonie.

Résumé sur les produits chimiques industriels de nature minérale. — Les *Notices coloniales* contiennent, pour l'année 1883 principalement, les tableaux détaillés des importations et des exportations. Nous avons dressé, à leur aide, le tableau suivant, relatif aux principaux produits de nature chimique minérale. Une statistique complète doit tenir compte de la production locale, et, pour la comparaison. il faut rapporter l'excédent du produit à la superficie et à la population. Du reste, ce qu'il y a de plus important à considérer, c'est l'utilisation des matières introduites ou leur mise en œuvre par le travail. C'est ainsi, par exemple, que les engrais importés dans nos colonies sucrières sont en quelque sorte réexportés à l'état de sucre, et que le sel introduit à Saint-Pierre-Miquelon en sort sous forme de salaison. Dans nos possessions coloniales, en outre de la nécessité d'une bonne administration et d'une direction sérieuse des exploitations, il y a celle de la main-d'œuvre, qui aboutit à la question si complexe et si ardue de l'immigration.

NATURE des produits.	IMPORTÉ de France et des colonies françaises.	IMPORTÉ de l'étranger.	EXPORTÉ en France et dans les colonies françaises.	EXPORTÉ à l'étranger.	EXCÉDENT de l'importation.	EXCÉDENT Rapport en centièmes avec la superficie en hectares, H, et avec la population, h.	EXCÉDENT de l'exportation.	COLONIES.
Produits chimiques.	fr. (1) 22,810	»	»	»	22,810	2 H 113 h	»	Guyane (1883). 1,308,739 hect. 20,284 hab.
Id.	117,471	»	1,000	»	116,471	118 H 70 h	»	Martinique (1883). 98,782 hect. 167,679 hab.
Id.	213,708	»	»	»	213,708	115 H 105 h	»	Guadeloupe (1883). 186,622 hect. 203,502 hab.
Id.	172,293	»	»	»	172,293	66 H 101 h	»	La Réunion (1883). 260,000 hect. 169,493 hab.
Id.	19,470	»	»	»	19,470	10 h	»	Sénégal (1883). ... hect. 197,644 hab.
Engrais chimiques.	»	947,487	89,280	39,872	818,335	836 H 488 h	»	Martinique.
Superphosphates..	84,438	»	»	»	84,438	86 H 50 h	»	Id.
Id.	24,090	»	»	»	24,090	13 H 12 h	»	Guadeloupe.
Id.	40,255	»	»	»	40,255	15 H 23 h	»	La Réunion.
Chaux.	2,705	»	»	»	2,705	»	»	Guyane.
Id.	69,583	»	»	»	69,583	»	»	Sénégal.
Id.	250	2,865	»	»	3,115	»	»	Cochinchine (1883). 60,000 kilom. carrés. 1,690,000 hab.
Id.	1,608	807	»	»	2,415	»	»	Gabon (1884).
Id.	»	545	»	»	545	»	»	Nossi-Bé (1883). 29,300 hect. 9,539 hab.
Allumettes chimiq.	»	10,734	»	»	10,734	5 h	»	Guadeloupe.
Id.	»	76,111	»	»	76,111	44 h	»	La Réunion.
Id.	210	1,752	»	93	1,869	»	»	Gabon.
Id.	400	355,630	»	»	356,030	21 h	»	Cochinchine.
Id.	»	»	»	»	45,329	»	»	Tonkin (1883).
Id.	»	7,500	»	100	7,400	2 h	»	Inde française (1883). 50,803 hect. 282,723 hab.
Id.	1,530	»	»	»	1,530	16 h	»	Nossi-Bé.
Sel.	»	75	»	»	75	»	»	Guyane.
Id.	11,241	»	»	»	11,241	»	»	Martinique.
Id.	»	4,260	»	»	4,260	»	»	Guadeloupe.
Sel (de pêche).	992,271	962,251	»	»	1,954,522	»	»	St-Pierre-Miquelon (1884) 23,500 hect. 5,765 hab.
Sel.	»	34,228	»	»	34,228	20 h	»	La Réunion.
Id.	»	4,604	»	»	4,604	51 h	»	Tahiti (1884). 104,215 hect. 9,194 hab.
Id.	6,370	9,555	»	»	15,925	10 h	»	Porto-Novo (1884) 150,000 hab.
Id.	»	145,578	»	»	145,578	»	»	Gabon.
Id.	1,060	82,515	41,825	»	41,750	»	»	Cochinchine.

(1) On n'a mentionné que les valeurs, exprimées en francs.

NATURE des produits.	IMPORTÉ		EXPORTÉ		EXCÉDENT			COLONIES.
	de France et des colonies françaises.	de l'étranger.	en France et dans les colonies françaises.	à l'étranger.	de l'importation.	Rapport en centièmes avec la superficie en hectares, H, et avec la population, h.	de l'exportation.	
	fr.							
Sel.............	»	10,350	»	2,895	7,455	»	»	Nossi-Bé.
Id...........	»	»	»	»	»	»	6,615,000	Annam (1884). Salines de Qui-Nhon.
Eaux et limonades gazeuzes.......	»	»	1,366	10,520	»	»	11,886	Martinique.
Id......	»	»	»	»	7,013	»	»	Tonkin.
Eau congelée (glace)	»	41,250	»	»	41,250	»	»	Martinique.

Liste des récompenses accordées, à Anvers, pour les produits minéraux de nos colonies. — Nous terminerons cette première partie de notre rapport en donnant la liste des récompenses accordées, à Anvers, pour les produits minéraux naturels et artificiels.

Cochinchine. Cl. 68 (condiments).
Méd. d'argent. — Arrondissement de Baria. — Sel de table.

Cambodge; Annam. — Néant.

Tonkin. — Cl. 38 (exploitation des mines).
Mention honorable. — Mgr Puginier. — Minerais d'or et de cuivre, pierres.
Cl. 64 (matériel d'architecture).
Méd. d'argent. — Mgr Puginier. — Briques, carreaux, béton, chaux.

Inde. — Cl. 38.
Méd. d'argent. — M. Franç. Deloncle (Société houillère de l'Inde). — Lignites et agglomérés.

Mayotte; Nossi-Bé. — Néant.

Madagascar. — Cl. 38.
Le commandant. — Méd. de bronze. — Anthracite et lignite de la baie de Bavatoubé (côte nord-ouest de Madagascar).

Réunion. — Cl. 38.
Méd. de bronze. — Merlo. — Minerais de fer oxydulé magnétique titanifère.
Cl. 42 et 43 (Produits chimiques. — Blanchiment).
Méd. d'or. — M. Chatel (Produits chimiques divers).
Ment. honorable. — M. Lefèvre (Guil.) — Eaux minérales.

Nouvelle-Calédonie. — Cl. 38.

Dipl. d'honneur. — Société « le Nickel ». — Minerais.
Méd. de bronze. — M. Forceau. — Houille.
Ment. honorable. — MM. Rolland et fils. — Minerais.
— M. Bau. — Sel.
— Compagnie franco-australienne. — Minerais divers.
— M. Creugnet. — Houille.
— M. Fauvelau. — Minerais.
— M. Fricoth. — Minerais de nickel.
— M. Hoff. — Argile réfractaire. — Minerais de fer.

Tahiti. — Néant.

Sénégal. — Cl. 61.

Méd. de bronze. — M. Delor. — Chaux, briques.

Golfe de Guinée. — Cl. 42.

Ment. honorable. — M. Geiser. — Potasse.

Obock. — Néant.

Guyane. — Cl. 38.

Méd. d'or. — Société des gisements d'or de Saint-Élie. — Or natif et minerais d'or.

Martinique. — Cl. 38.

Méd. de bronze. — M. Hayot. — Collection géologique.
Cl. 61. — Méd. de bronze. — M. Hannibal. — Chaux.

Guadeloupe. — Cl. 42 et 43.

Méd. de bronze. — Héritiers Beauperthuy à Saint-Martin. — Sel marin.
Ment. honorable. — Sous-comité de la Basse-Terre. — Eaux minérales.
Sous-comité de Gourbeyre. — Eaux minérales.
Cl. 61. — Méd. de bronze. — M. Zénon. — Chaux de madrépores.

Saint-Pierre et Miquelon. — Cl. 38.

Ment. honorable. — M. Dolisée. — Ardoises.

APPENDICE.

S'il y a des enseignements à tirer de la comparaison de nos richesses coloniales avec celles des autres puissances, il y a intérêt aussi à les connaître comparativement pour celles de nos possessions, l'Algérie et la Tunisie, qui relèvent de départements autres que celui de la marine. Ce n'est, d'ailleurs, que par ce point de vue administatif que celles-ci diffèrent de nos colonies proprement dites. Ainsi, par exemple, pour pénétrer dans le Soudan, ce centre africain, depuis longtemps l'objectif de richesses à exploiter et de civilisation à propager, n'a-t-on pas proposél 'une ou l'autre route, par l'Algérie ou par la Tunisie et par le Sénégal? — Je serai bref, du reste, dans cet appendice.

Algérie. — La section algérienne n'offrait à Anvers qu'un petit nombre de substances minérales, insuffisantes pour représenter les produits de cette nature que fournit l'Algérie. C'étaient, du marbre onyx, du sel raffiné et du sel gemme d'Arzeu, des minerais de plomb argentifère et de cuivre, des eaux minérales.

Cette courte énumération ne saurait donner une idée de l'importance des ressources minérales de l'Algérie. L'industrie minière s'y accroît sans cesse. Dès 1875, étaient exploitées 33 minières de fer, 13 carrières de marbre, 18 de pierre à bâtir, 17 de pierre à chaux hydraulique, 16 de pierre à plâtre, 5 gîtes de salpêtre, 50 de sel dont 26 salines naturelles, 21 sources salées, 7 bancs de sel gemme. On comptait de plus 140 sources thermales; 25 mines avaient été concédées (1 de combustible minéral, 8 de fer, 8 de cuivre, 3 de plomb, 5 d'antimoine, de zinc et de mercure); 115 gîtes minéraux étaient reconnus, mais pas encore concédés; enfin plus de 4,000 ouvriers étaient occupés à ces divers travaux. Nous empruntons ces données et ce qui suit à l'ouvrage de M. Gaffarel sur l'Algérie.

Le fer y est très abondant et de première qualité. La mine la plus connue est celle de Mokta-el-Hadid, près de Bône, sur le versant méridional de l'Edough, où l'on exploite un minerai pareil à celui de Suède, fer oxydulé magnétique.

Des gisements très riches de cuivre et de zinc se trouvent à Aïn-Barbar, dans le cœur même de l'Edough, mais ils ne sont plus exploités, à cause de l'extrême difficulté des charrois. (V. Reclus.)

L'antimoine se trouve dans la province de Constantine; il est à l'état d'oxydes octaédrique et prismatique.

Le marbre est en quelque sorte, dit M. Gaffarel, une des gloires historiques de l'Algérie. Ses variétés sont nombreuses et remarquables : on peut citer un marbre blanc qui rivalise avec le marbre de Carrare, des marbres roses, vert antique, bleu turquin, et surtout l'onyx translucide des environs de Tlemcen. Le péristyle du Grand-Opéra à Paris est comme une collection architecturale des marbres algériens.

Le sel est une des principales richesses naturelles de l'Algérie, tantôt coulant en véritables ruisseaux, ou couvrant en été la surface des chotts d'une nappe éblouissante, formant ailleurs des montagnes, ou bien dissous dans les eaux de lacs, de sources et dans celles de la mer.

Le grand nombre, la variété et l'efficacité des eaux minérales permettraient aux Algériens d'user chez eux de ces ressources thérapeutiques et peut-être attireraient un jour les étrangers. Citons des eaux sulfureuses, près de Guelma; la source alcaline gazeuse de Mouzaïa-les-Mines; celle ferro-carbonatée des Cèdres, près Tenez; des eaux thermales analogues à celles de Balaruc, d'autres ferro-alcalines, sodiques, salines, etc. Elles ont fait l'objet d'une étude complète par M. Bertherand.

D'une manière générale, l'industrie est peu développée en Algérie faute de mines de houille; on a recours autant que possible aux chutes d'eau. Dans l'industrie minérale, les hauts fourneaux sont éteints, l'Algérie est obligée d'exporter ses minerais.

Dans le mouvement commercial, nous relevons, en ce qui concerne les produits minéraux, pour l'importation: houilles, fontes, fers, aciers, poteries et faïences; et, pour l'exportation, des minerais principalement, d'une valeur moyenne de dix millions environ.

Une notice minéralogique sur les départements d'Alger et d'Oran a été publiée par M. Pouyanne, ingénieur, pour l'exposition de 1878. L'exposition permanente des colonies renferme une collection des produits algériens, qui, malheureusement, n'a pas été continuée depuis plusieurs années, c'est-à-dire depuis que l'Algérie, quelque temps réunie aux colonies dans un même ministère (24 juin 1858, prince Napoléon; 7 mars 1859, Chasseloup-Laubat), en a été de nouveau séparée (24 nov. 1860).

Tunisie. — La Tunisie est, de toutes nos possessions, celle qui est la plus prospère et qui offre le plus d'avenir. L'application de l'*Act Torrens*, proposé par M. Yves Guyot, et adopté par M. Cambon, facilitera et assurera les transactions immobilières. M. Tirman a remis à l'étude cette application à l'Algérie. Ainsi, le bon exemple part de notre dernière acquisition territoriale, comme le fait remarquer l'auteur de la proposition. C'est, du reste, une question résolue pour la Tunisie (*Bull. Soc. géog. com. de Par.*, 4e trim. 1885). D'autre part, nous lisons dans Reclus que, lorsque Gabès pourra recevoir les navires d'un fort tirant d'eau, nulle ville des possessions françaises n'offrira plus d'avantages pour devenir le point de départ d'une voie ferrée transsaharienne vers le lac Tzâdé. Ajoutons que des oasis nombreuses d'une admirable fécondité existent en Tunisie, qui deviendra pour la France, comme elle l'était jadis pour Rome sous le nom de Byzacène, un grenier d'abondance. La richesse minière de cette nouvelle province de l'empire colonial français vient compléter la somme de ses éléments de prospérité, car on y trouve des mines d'argent, de cuivre, de plomb, de mercure, du sel et des eaux minérales : il ne s'agit que de savoir en tirer parti.

Malheureusement, sauf quelques exceptions, les mines existantes sont restées jusqu'à présent inexploitées. Mais une concession a été accordée dernièrement, en 1885, à deux compagnies françaises, la Société des mines de Mokta-el-Hadid et la Société des mines de Tabarca, pour l'exploitation d'une mine d'hématite brune en Kroumirie, près de Djebel-Bellif, à 30 kilomètres de la mer. La seconde de ces deux compagnies est obligée, par le contrat, de faire 35 kilomètres de chemin de fer jusqu'au cap Serrat, où un port sera construit. L'autre fera un chemin de fer de même longueur jusqu'à Tabarca, où le vieux port doit être rétabli. Djebel-Bellif est à 40 kilomètres de Bedja sur le chemin de fer algérien, et l'on peut créer une communication par chemin de fer reliant le cap Serrat et Tabarca à Tunis et à Constantine. (*Reports fr. her Majes. consuls onthe manuf.*, etc., août 1885).

Non loin de la capitale, la montagne des Deux-Cornes renferme des gisements de plomb argentifère, que l'on n'exploite point; mais le Djebel Ressas ou « la Montagne du plomb », qui s'élève à une petite distance au sud, est fouillé par des centaines de mineurs, presque tous italiens (v. Reclus).

A l'ouest de Bizerte et au sud de Tabarca se trouvent les montagnes des Nefza, l'une des plus riches régions minières de l'ancien monde. — Les mines de Nefza étaient représentées à l'Exposition d'Anvers et y ont obtenu une récompense.

Un diplôme d'honneur, à cette même Exposition, a été attribué à la Compagnie des marbres de Chemtou. Cette localité est située en Kroumirie au sud-ouest de Bedja et proche de la ligne ferrée.

Je citerai, quant à la production du sel, le district de Kairouan. M. Pellissier, dans la *Description de la régence de Tunis* (v. Reclus), dit que les Arabes Souaza, qui vivent à l'Est, autour des fonds où se sont amassées les eaux de la Sebkha Sidi-el-Hâni, savent en extraire le sel, qu'ils empilent en monticules ; sur ces buttes, ils brûlent des broussailles afin de former, par la fusion de la partie supérieure, une couche solide résistante à la pluie.

Les sources thermales et thermo-minérales sont innombrables et disséminées dans les divers points de la Tunisie. Telles sont :

A l'ouest de Gabès, celles d'el-Hamma ou des « Thermes », d'une température de 34 à 45°, utilisées par les indigènes.

Plus à l'ouest, dans l'isthme qui sépare les chotts Djérid et Rharsa, une autre oasis el-Hamma, où se trouve une source abondante, de 36°, légèrement sulfureuse.

En se dirigeant vers le Nord, on trouve Gafsa, dont les palmeraies sont baignées d'une eau tiède (29 à 32°) et abondante ; puis Kasrin, au S.-O. de Kairouan, où plusieurs fontaines thermales jaillissent dans un lit desséché, formant un ruisseau, dont l'eau devait suffire pour une population considérable, qui habitait il y a deux ou trois mille ans dans cette contrée déserte aujourd'hui.

Dans la région du golfe de Tunis se trouvent, sur la côte, les sept sources thermales de Hammam Kourbès, celles de la Tunisie qui ont la température la plus élevée, de 25 à 59°. Elles jaillissent non loin du promontoire dit ras Fortas, en face du cap Carthage. En outre, une douzaine de sources bouillonnantes, d'où s'échappe une colonne de vapeur, s'élancent de la mer à une petite distance. Dans le fond du golfe, à la base de la montagne des Deux-Cornes, dont j'ai déjà parlé ainsi que du djebel Ressas, qui en est voisin, coulent des eaux chaudes à 40°, celles de Hammam-Lif, utilisées dans un ancien palais du bey. Elles ont été récemment analysées (*Journal de Pharmacie et de Chimie*, janvier 1886), et renferment 12 et 14 grammes de matières fixes, consistant principalement en chlorure de sodium.

La section tunisienne, à l'Exposition d'Anvers, se trouvait adjointe à la section française. Il est désirable que cette possession nouvelle, ainsi que les autres de date récente, soient représentées, dans un même musée permanent, avec l'Algérie et les colonies, par les spécimens des produits de toutes sortes qu'elles fournissent, et parmi lesquels ceux de nature chimique et leurs matières premières constituent, pour les pays hors d'Europe, la portion fondamentale.

Paris — Imprimerie L. Baudoin, 2, rue Christine.

www.ingramcontent.com/pod-product-compliance
Ingram Content Group UK Ltd.
Pitfield, Milton Keynes, MK11 3LW, UK
UKHW020409220726
13923UKWH00004B/1826

9 782019 244071